Infermiera

di

Gastroenterologia

La guida completa

SILVIA REALI

Indice dei contenuti

« Il *viaggio attraverso l'apparato digerente* è *un'esplorazione del cuore del nostro essere; in gastroenterologia, scopriamo che la salute inizia dall'interno.* »

Capitolo 1

INTRODUZIONE
GASTROENTEROLOGIA

Definizione e presentazione generale della specialità.

La gastroenterologia, una parola dal suono complesso come la specialità stessa, è la branca della medicina dedicata allo studio, alla diagnosi, al trattamento e alla prevenzione delle malattie che colpiscono l'apparato digerente. Comprende tutto ciò che ha a che fare con l'esofago, lo stomaco, l'intestino tenue, il colon, il retto, il pancreas, il fegato e la cistifellea. Ma cosa la rende così speciale, così diversa dalle altre discipline mediche?

Immagini un sistema meravigliosamente progettato, una serie di organi e condotti interconnessi che trasformano il cibo che mangiamo nei nutrienti essenziali per la nostra sopravvivenza, mentre evacuano ciò che è superfluo. Questa è la magia del nostro sistema digestivo. La gastroenterologia è la finestra che si apre su questo affascinante mondo interno, consentendo ai professionisti della salute di comprendere i suoi misteri, trattare i suoi disturbi e ottimizzare il suo funzionamento.

Ma la gastroenterologia non si ferma qui. Riflette anche i nostri stili di vita, le abitudini alimentari e molti altri fattori ambientali che possono influenzare il nostro benessere digestivo. La ricchezza di questa specialità risiede nella sua capacità di fondere la scienza pura con un approccio olistico alla salute, cercando sempre di comprendere il paziente nella sua totalità.
Lungi dall'essere confinata nei confini degli ospedali, la gastroenterologia si estende anche alle cliniche, agli studi medici e persino ai centri di ricerca. È in continua evoluzione, guidata dai progressi tecnologici e scientifici che spingono sempre più in là i confini di ciò che sappiamo e di ciò che possiamo fare per il benessere dei nostri pazienti.

In breve, la gastroenterologia è molto più di una semplice specialità medica. È un testimone della storia di ogni individuo, una danza sottile tra anatomia, fisiologia, psicologia e l'ambiente in cui viviamo. Ed è questo che la rende una parte così emozionante ed essenziale del vasto panorama medico.

Panoramica storica: sviluppi nel settore.

Tracciare la storia della gastroenterologia nel tempo è un po' come seguire il corso tortuoso di un fiume, ricco di svolte, scoperte e innovazioni. Molto prima che venisse coniato il termine 'gastroenterologia', le civiltà antiche stavano già riflettendo sui misteri dell'apparato digerente. Dai papiri egizi ai trattati ayurvedici indiani, passando per i testi di Ippocrate nell'antica Grecia, l'interesse per il benessere dell'apparato digerente e le malattie ad esso associate è ancestrale.

Tuttavia, è stato solo nel XIX secolo, con l'avvento della medicina moderna, che la gastroenterologia è veramente decollata come disciplina specialistica. L'invenzione del gastroscopio, uno strumento che per la prima volta permetteva di visualizzare direttamente l'interno dello stomaco, ha segnato una svolta decisiva. Invece di affidarsi a congetture, i medici erano ora in grado di fare diagnosi precise e proporre trattamenti più appropriati.

Il 20° secolo ha visto una raffica di innovazioni. L'endoscopia, ad esempio, ha registrato importanti progressi, rendendo possibile l'esplorazione non solo dell'esofago e dello stomaco, ma anche del colon, trasformando radicalmente il modo in cui molte patologie vengono diagnosticate e trattate. Allo stesso modo, i progressi nella biologia molecolare e nella genetica hanno offerto approfondimenti preziosi sulle malattie infiammatorie croniche intestinali, come il morbo di Crohn e la rettocolite emorragica.

Ma se la tecnologia e la ricerca hanno ampiamente contribuito a plasmare la gastroenterologia, il ruolo dei pazienti stessi non deve essere sottovalutato. Il loro desiderio di essere meglio informati, il loro desiderio di un'assistenza più personalizzata, hanno influenzato anche gli sviluppi del settore. I movimenti dei pazienti, come quelli che lottano contro l'epatite, hanno dato voce a coloro che prima si sentivano emarginati o incompresi.

Oggi la gastroenterologia è a un bivio. Con l'esplosione dei dati e la rivoluzione digitale, l'era della medicina personalizzata è all'orizzonte. La comprensione dei microbiomi, i complessi ecosistemi di microrganismi che vivono nel nostro sistema digestivo, promette di rivoluzionare ancora una volta il nostro approccio alle malattie gastrointestinali.

Rivisitare la storia della gastroenterologia significa abbracciare un'eredità ricca, complessa e promettente. Significa capire che dietro ogni scoperta, ogni progresso, c'è un desiderio incrollabile di migliorare la vita dei pazienti e di svelare i segreti di un sistema tanto affascinante quanto essenziale per la nostra esistenza.

L'importanza della gastroenterologia nel campo medico.

La gastroenterologia, sebbene possa sembrare specializzata, occupa un posto centrale nel vasto universo medico. Questa specialità riflette la complessità e l'importanza fondamentale dell'apparato digerente per il nostro benessere generale. Per comprendere la sua importanza cruciale, basta considerare alcune dimensioni.

In primo luogo, da un punto di vista puramente fisiologico, l'apparato digerente è responsabile della trasformazione e dell'assimilazione dei nutrienti, processi essenziali per la nostra sopravvivenza. Ma al di là di questa funzione vitale, l'intestino, spesso chiamato 'il secondo cervello', è un importante hub di neurotrasmettitori ed è intimamente legato al nostro sistema nervoso. È in quest'ottica che la gastroenterologia interagisce anche con la neurologia, in particolare per comprendere i legami tra la salute dell'intestino e condizioni come la depressione o l'ansia.

In secondo luogo, il fegato, uno dei principali organi studiati in gastroenterologia, svolge un ruolo centrale nella disintossicazione dell'organismo, nella produzione di bile e nella regolazione del metabolismo. Le malattie del fegato, come l'epatite o la cirrosi, possono avere conseguenze sistemiche, con un impatto su altri organi e richiedono un approccio multidisciplinare.

Inoltre, la gastroenterologia è al centro di alcune delle malattie più diffuse e in crescita al mondo, come le malattie infiammatorie croniche intestinali, la malattia da reflusso gastro-esofageo e i tumori dell'apparato digerente. Il trattamento di queste condizioni richiede competenze all'avanguardia, tecnologie avanzate e una stretta collaborazione con altri specialisti come chirurghi, radiologi o oncologi.

Ma non si tratta solo della malattia. La gastroenterologia svolge anche un importante ruolo di prevenzione. Le campagne di screening del cancro del colon-retto, ad esempio, hanno salvato innumerevoli vite individuando e trattando le lesioni precancerose.

Infine, la gastroenterologia è anche una porta d'accesso alla comprensione del microbiota intestinale, la vasta gamma di microrganismi che vivono in simbiosi con noi. Recenti ricerche dimostrano che questo microbiota influenza non solo la nostra salute digestiva, ma anche la nostra immunità, il nostro metabolismo e persino il nostro comportamento.

In breve, la gastroenterologia non è solo un'altra specialità medica. È un crocevia, un'intersezione tra varie discipline, che testimonia la profonda interdipendenza dei nostri sistemi corporei. Incarna l'essenza stessa della medicina: una ricerca incessante per comprendere l'intero essere umano, cercando sempre di migliorare la qualità della vita.

Capitolo 2

L'AMBIENTE DI LAVORO: UN SERVIZIO COME NESSUN ALTRO

Presentazione di l'unità di gastroenterologia.

Il cuore di ogni ospedale dedicato alle cure specialistiche è l'unità di gastroenterologia, un rifugio dedicato all'esplorazione, alla diagnosi e al trattamento delle malattie legate all'apparato digerente. Questa unità, che è allo stesso tempo un laboratorio all'avanguardia e un santuario delle cure, è il fulcro attorno al quale ruota l'intera specialità. Ecco uno sguardo a questo mondo complesso e affascinante.

L'unità di gastroenterologia si distingue innanzitutto per la sua infrastruttura adattata. Spesso dotata della tecnologia più avanzata, comprende sale di endoscopia dove i medici possono eseguire esplorazioni invasive come la colonscopia, la gastroscopia o l'endoscopia biliare. Ogni sala è progettata per garantire la sicurezza e il comfort del paziente, consentendo al contempo al medico di lavorare con precisione.

Esiste anche un'ala di degenza. Qui possono essere assistiti i pazienti che soffrono di malattie più gravi o che richiedono un monitoraggio costante. Che si tratti di pancreatite acuta, di una grave riacutizzazione di una malattia infiammatoria intestinale o di un intervento chirurgico all'apparato digerente, quest'ala è essenziale per garantire un'assistenza completa al paziente.

Ma l'unità di gastroenterologia è più di semplici pareti e macchine. Soprattutto, è un team. Gastroenterologi esperti, naturalmente, ma anche infermieri specializzati, formati per comprendere le specificità delle malattie dell'apparato digerente e per somministrare le cure adeguate. Ci sono anche inservienti, tecnici, segretari medici e molti altri professionisti che contribuiscono al buon funzionamento dell'unità.

Inoltre, l'unità di gastroenterologia ha spesso stretti legami con altri reparti. La collaborazione con il reparto di chirurgia digestiva è frequente, così come l'interazione con i radiologi per gli esami di imaging o con gli oncologi per la gestione dei tumori dell'apparato digerente.

Un aspetto a volte trascurato, ma altrettanto cruciale, è la ricerca. Molte unità di gastroenterologia sono coinvolte in studi clinici, cercando di sviluppare nuovi trattamenti o di comprendere meglio i meccanismi alla base della malattia. Oltre alla sua competenza tecnica, l'unità di gastroenterologia è anche un luogo di umanità. Ogni paziente riceve un'accoglienza calorosa e ogni storia viene ascoltata con attenzione. Perché la medicina, pur essendo una scienza, è soprattutto un'arte, l'arte di curare con il cuore.

Quindi l'unità di gastroenterologia, lungi dall'essere solo un altro reparto, riflette la complessità e la ricchezza della specialità stessa. Un luogo dove scienza, tecnologia, assistenza e umanità si uniscono per offrire il meglio a chi ne ha più bisogno.

Attrezzatura specifica e il loro utilizzo.

Uno degli aspetti affascinanti della gastroenterologia è la varietà e la sofisticazione delle apparecchiature utilizzate. Questi strumenti, frutto di anni di ricerca e innovazione, consentono agli specialisti di diagnosticare, trattare e monitorare i disturbi gastrointestinali con precisione. Ecco una presentazione delle principali apparecchiature e del loro utilizzo.

- **Endoscopio**: si tratta di un lungo tubo flessibile dotato di una telecamera e di una fonte di luce all'estremità. Viene inserito attraverso la bocca o l'ano del paziente.

- **Gastroscopia**: utilizzo di un endoscopio per esaminare l'esofago, lo stomaco e l'inizio del duodeno.
- **Colonscopia**: esame del colon ed eventualmente del retto.
- **Enteroscopia**: esame delle parti più profonde dell'intestino tenue.
- **Ecoendoscopio:** combinazione di un endoscopio e di un ecografo. Viene utilizzato per ottenere immagini a ultrasuoni di strutture interne vicine al tratto digestivo, come il pancreas o la bile.
  - **Ecoendoscopia**: si usa per valutare tumori, cisti o altre anomalie e può essere utilizzata anche per prelevare campioni di tessuto.
- **Capsula endoscopica**: una piccola capsula contenente una telecamera, ingerita dal paziente. Passa attraverso il sistema digestivo, inviando immagini wireless per la valutazione.
  - Viene utilizzato principalmente per visualizzare l'intestino tenue, un'area difficile da raggiungere con gli endoscopi convenzionali.
- **Manometro**: dispositivo utilizzato per misurare la pressione all'interno di alcuni segmenti del tratto digestivo.
  - **Manometria esofagea**: valuta la motilità dell'esofago, utile per condizioni come l'acalasia.
- **PH-metro**: un dispositivo che misura il livello di acidità (pH) nell'esofago per un periodo prolungato.
  - Viene utilizzato per diagnosticare la malattia da reflusso gastro-esofageo.
- **Endoscopio a doppio palloncino**: un sistema endoscopico avanzato che utilizza due palloncini per ancorare il dispositivo e avanzare progressivamente nell'intestino tenue.

- Permette l'esplorazione dell'intero intestino tenue.
- **Sistema di ablazione con radiofrequenza (RFA)**: utilizzato per trattare le lesioni precancerose dell'esofago, come la displasia nell'esofago di Barrett.
- **Apparecchiatura di legatura elastica**: utilizzata per trattare le varici esofagee legando i vasi sanguinanti.

Ogni apparecchiatura richiede una formazione e un'esperienza specifica per essere utilizzata in modo corretto e sicuro. Al di là della tecnologia, la scelta dell'apparecchiatura giusta e la padronanza del suo utilizzo sono essenziali per fare una diagnosi accurata e proporre un trattamento adeguato. La gastroenterologia, con i suoi strumenti sofisticati, è un esempio perfetto di come la tecnologia moderna possa essere utilizzata per migliorare l'assistenza al paziente.

Multidisciplinarietà : collaborazione con altri dipartimenti.

La gastroenterologia, con la sua ricchezza e complessità, non può essere isolata da altre discipline mediche. Ogni paziente, ogni malattia, può richiedere un'esperienza che va al di là degli stretti confini della specialità. La multidisciplinarietà non è solo auspicabile, ma è essenziale se i pazienti devono essere trattati in modo olistico e ottimale. Ecco un approfondimento su questa collaborazione cruciale con altri reparti.

- **Chirurgia digestiva**: questa collaborazione è una delle più ovvie. Che si tratti di tumori gastrointestinali, ostruzioni o complicazioni della malattia infiammatoria intestinale, il chirurgo digestivo lavora fianco a fianco con il gastroenterologo per offrire la migliore strategia terapeutica.

- **Radiologia**: la diagnostica per immagini svolge un ruolo centrale nella diagnosi delle malattie gastrointestinali. Che si tratti di un'ecografia addominale, di una risonanza magnetica enterica o di una TAC, il radiologo è spesso il primo a rilevare un'anomalia, che viene poi trattata dal gastroenterologo.
- **Oncologia**: i tumori dell'apparato digerente richiedono una gestione collaborativa. L'oncologo propone strategie di chemioterapia o immunoterapia, mentre il gastroenterologo monitora il progresso della malattia e gestisce le complicanze.
- **Patologia**: utilizzando i vetrini del microscopio, il patologo conferma o confuta una diagnosi di cancro, malattia infiammatoria o altre patologie dell'apparato digerente. La collaborazione è fondamentale, soprattutto durante le riunioni di consultazione multidisciplinare.
- **Reumatologia**: alcuni disturbi, come la spondilite anchilosante, possono essere associati alla malattia infiammatoria intestinale. Il coordinamento tra il reumatologo e il gastroenterologo è essenziale per un'assistenza completa.
- **Dermatologia**: condizioni come la psoriasi possono essere collegate a disturbi gastrointestinali, richiedendo un approccio congiunto.
- **Endocrinologia**: i disturbi del fegato, come la steatosi, sono strettamente legati ai disturbi metabolici, ecco perché è così importante lavorare con un endocrinologo.
- **Psichiatria e psicologia**: la salute mentale e la salute dell'apparato digerente sono più strettamente collegate di quanto spesso si pensi. La sindrome dell'intestino irritabile, ad esempio, può essere esacerbata dallo stress o dall'ansia. La collaborazione con gli specialisti della salute mentale è talvolta essenziale per una gestione completa.

- **Nutrizione**: la dietetica e la nutrizione sono al centro della gastroenterologia. Sia per gestire il malassorbimento o l'intolleranza, sia per consigliare una dieta specifica, il nutrizionista o dietologo è un alleato prezioso.

Questo approccio multidisciplinare riflette la complessità della condizione umana. Ogni specialità e ogni reparto apporta il proprio contributo, assicurando che ogni paziente benefici di una visione a 360° della sua malattia e delle migliori strategie terapeutiche. In questa danza complessa e armoniosa, il gastroenterologo, pur essendo uno specialista, è anche un coordinatore, un direttore d'orchestra nel cuore della medicina.

Capitolo 3

IL RUOLO CENTRALE DELL'INFERMIERE IN GASTROENTEROLOGIA

Le specificità del ruolo infermieristico in questo reparto.

Il ruolo dell'infermiere di gastroenterologia è complesso, impegnativo e gratificante. Al centro dell'assistenza, l'infermiere è spesso il primo e l'ultimo punto di contatto con i pazienti, offrendo sia assistenza tecnica che supporto emotivo. Esploriamo le caratteristiche di questo ruolo essenziale.

- **Assistenza tecnica specifica**: gli infermieri di gastroenterologia devono padroneggiare una serie di competenze tecniche specifiche della specialità.
  - **Preparazione all'endoscopia**: comprende la somministrazione di soluzioni di lavaggio, l'anamnesi e il controllo dei farmaci in corso.
  - **Assistenza durante le procedure endoscopiche**: collaborare con il gastroenterologo per garantire che l'esame si svolga in modo fluido e sicuro.
  - **Gestione post-procedurale**: monitorare i segni vitali, gestire le potenziali complicazioni e offrire consigli sull'assistenza post-procedurale.
- **Educazione del paziente**: Gli infermieri svolgono un ruolo educativo essenziale, aiutando i pazienti a capire la loro condizione, i trattamenti e come possono gestire la loro salute a casa.
  - Consigli sulla dieta, sui farmaci e sulla prevenzione delle complicazioni.
- **Supporto emotivo**: i disturbi gastrointestinali possono avere un impatto profondo sulla qualità di vita dei pazienti. L'infermiere offre un supporto psicologico, ascoltando le preoccupazioni dei pazienti e rassicurandoli.

- **Coordinamento dell'assistenza**: l'infermiere funge da perno tra il paziente, il medico specialista e gli altri professionisti della salute, garantendo una comunicazione fluida e un'assistenza olistica.
- **Ricerca clinica**: in alcune unità, gli infermieri possono essere coinvolti nella ricerca, aiutando a impostare studi clinici, a raccogliere dati o a monitorare i pazienti partecipanti.
- **Gestione di terapie speciali**: può includere la somministrazione di trattamenti biologici per condizioni come la malattia di Crohn o la colite ulcerosa, o la gestione di pazienti in nutrizione enterale o parenterale.
- **Prevenzione delle infezioni**: a causa della natura invasiva di molte procedure gastroenterologiche, gli infermieri svolgono un ruolo cruciale nella prevenzione delle infezioni, assicurando la sterilizzazione delle attrezzature e il rispetto rigoroso dei protocolli igienici.
- **Formazione continua**: il campo della gastroenterologia è in rapida evoluzione. Gli infermieri devono quindi impegnarsi in una formazione continua per tenersi aggiornati sugli ultimi progressi e sulle migliori pratiche.

In ultima analisi, l'infermiere di gastroenterologia è molto più di un semplice operatore. Sono i guardiani della sicurezza del paziente, gli educatori, i confidenti e spesso gli intermediari tra il mondo medico e il paziente. In questa specialità, come in molte altre, l'infermiere è il cuore pulsante del reparto, garantendo che ogni paziente sia trattato con competenza, compassione e dignità.

Le competenze e le qualità richieste.

Gli infermieri di gastroenterologia, come in altre specialità mediche, hanno bisogno di una combinazione di competenze tecniche, interpersonali e intellettuali per eccellere nel loro ruolo. Ecco le competenze e le qualità essenziali per un infermiere in questo campo:

- Competenze cliniche solide:
    - Padronanza delle tecniche di somministrazione dei farmaci, dell'assistenza post-operatoria e delle procedure specifiche della gastroenterologia.
    - Capacità di effettuare valutazioni cliniche dettagliate e di interpretare i dati per guidare la gestione.
- Capacità di comunicazione :
    - Capacità di spiegare condizioni e procedure complesse in modo comprensibile ai pazienti.
    - Ascolto attivo per comprendere le preoccupazioni e le esigenze dei pazienti.
- Empatia e compassione:
    - Sensibilità ai problemi personali ed emotivi dei pazienti, in particolare di fronte a diagnosi difficili o a trattamenti invasivi.
- Gestione dello stress :
    - Capacità di mantenere la calma e l'organizzazione in situazioni di stress o di emergenza.
- Lavoro di squadra :
    - Capacità di lavorare in collaborazione con gastroenterologi, chirurghi, assistenti infermieristici, nutrizionisti e altri professionisti della salute.
- Risoluzione dei problemi e processo decisionale :
    - Capacità di valutare rapidamente una situazione, considerare diverse soluzioni e prendere decisioni informate.
- Aggiornamento delle conoscenze :
    - Impegno nella formazione continua e aggiornamento sulle ultime ricerche e innovazioni in gastroenterologia.

- Destrezza manuale :
  - Per una manipolazione precisa di strumenti o apparecchiature mediche specifiche.
- Riservatezza :
  - Rigoroso rispetto dei diritti dei pazienti alla riservatezza e alla protezione dei dati.
- Organizzazione e gestione del tempo :
- Capacità di dare priorità ai compiti in modo efficace in un ambiente dal ritmo serrato e di gestire più richieste contemporaneamente.
- Forte etica professionale:
- Impegno verso gli standard professionali, l'integrità e la fornitura di cure di qualità a tutti i pazienti.

L'infermiere di gastroenterologia deve essere una combinazione di tecnico medico, educatore, consulente e sostenitore. Ognuna di queste competenze e qualità contribuisce all'assistenza completa del paziente, garantendo non solo la sicurezza fisica, ma anche il benessere emotivo e psicologico.

Formazione continua e lo sviluppo della carriera.

Il mondo medico, con il suo ritmo frenetico di scoperte e innovazioni, richiede un impegno costante nella formazione continua. Per gli infermieri di gastroenterologia, questo impegno è doppiamente essenziale. Non solo garantisce un'assistenza di qualità ai pazienti, ma offre anche opportunità di sviluppo professionale. Diamo un'occhiata a come la formazione continua può plasmare il percorso di carriera di un infermiere in questo campo.

- Moduli di formazione specializzati:
  - Questi moduli possono riguardare aree specifiche come le tecniche endoscopiche

avanzate, la gestione della malattia infiammatoria intestinale o i nuovi progressi nella terapia nutrizionale.

- Certificazioni aggiuntive :
  - Queste certificazioni, spesso offerte dalle associazioni professionali, convalidano le competenze in particolari aree della gastroenterologia e rafforzano il profilo professionale.
- Partecipazione a conferenze e workshop:
  - Questo permette agli infermieri di interagire con i maggiori esperti, di scoprire le ultime ricerche e di sviluppare una rete professionale.
- Impegno nella ricerca clinica :
  - Per coloro che sono inclini alla ricerca, la partecipazione a studi clinici può aprire le porte al coordinamento della ricerca o persino a ruoli di consulenza.

- Formazione manageriale e di leadership :
  - Questi corsi preparano gli infermieri a ricoprire ruoli manageriali, sia come leader di team, sia come supervisori o addirittura come direttori di unità.
- Specializzazione avanzata :
  - Si possono prevedere ruoli come quello di infermiere gastroenterologo, che richiedono studi avanzati ma offrono una maggiore autonomia clinica.
- Insegnamento :
  - Con l'esperienza e la formazione, alcuni possono scegliere di trasmettere le loro conoscenze come educatori clinici o istruttori nelle scuole per infermieri.
- Ruoli di consulenza :
  - Nel campo dei dispositivi medici o terapeutici, gli infermieri esperti possono essere chiamati per la loro esperienza clinica.

- Coinvolgimento nelle associazioni :
  - La partecipazione attiva alle associazioni professionali può portare a ruoli di leadership all'interno di queste organizzazioni.

Il percorso di carriera di un infermiere di gastroenterologia non si limita al letto del paziente. Con una formazione continua, un'insaziabile curiosità e un impegno per l'eccellenza, le possibilità sono vaste. Che si tratti di clinica, ricerca, amministrazione, insegnamento o consulenza, ogni passo di formazione continua apre una nuova porta, promettendo crescita, soddisfazione e impatto nel vasto campo della gastroenterologia.

Capitolo 4

PROCEDURE STANDARD E PROTOCOLLI IN GASTROENTEROLOGIA

Endoscopia : preparazione, implementazione e il monitoraggio post-procedura.

L'endoscopia è una procedura essenziale in gastroenterologia, che consente di visualizzare direttamente alcune aree dell'apparato digerente. Per gli infermieri, assistere i pazienti prima, durante e dopo l'esame è fondamentale per garantire la loro sicurezza e il loro comfort. Diamo un'occhiata più da vicino alle diverse fasi della procedura.

- Preparazione per l'endoscopia :
    - **Consultazione preventiva**: l'infermiera raccoglie l'anamnesi del paziente, controlla i farmaci in corso e si assicura che il paziente comprenda la procedura.
    - **Digiuno**: a seconda del tipo di endoscopia, al paziente viene generalmente chiesto di digiunare per un certo numero di ore prima dell'esame.
    - **Preparazione intestinale**: per una colonscopia, ad esempio, è essenziale che il colon sia vuoto. L'infermiera fornisce istruzioni chiare sull'uso di soluzioni di lavaggio o lassativi.
    - **Consenso informato**: l'infermiere si assicura che il paziente abbia compreso appieno la procedura e i suoi rischi potenziali, e dà il suo consenso all'esecuzione della stessa.
- Esecuzione dell'endoscopia :
    - **Posizionamento del paziente** : Il paziente viene collocato in una posizione appropriata sul tavolo da visita, spesso su un fianco.
    - **Monitoraggio**: l'infermiere monitora costantemente i segni vitali del paziente

durante la procedura, tra cui la pressione sanguigna, la frequenza cardiaca e la saturazione di ossigeno.

- **Somministrazione di farmaci**: Spesso vengono somministrati sedativi o analgesici per garantire il comfort del paziente. L'infermiere deve assicurarsi che vengano somministrati correttamente e monitorare eventuali reazioni.
- **Assistere il medico**: l'infermiere assiste il gastroenterologo passando gli strumenti necessari e aiutando a maneggiare l'endoscopio, se necessario.
- Monitoraggio post-procedura :
  - **Recupero**: dopo l'intervento, il paziente viene portato in un'area di recupero dove l'infermiera monitora i segni vitali e si assicura che si svegli correttamente dalla sedazione.
  - **Rilevare le complicazioni**: Anche se rare, possono verificarsi complicazioni come emorragie o perforazioni. Gli infermieri devono essere vigili e sapere come identificare rapidamente queste complicazioni.
  - **Consigli post-procedura**: prima di partire, l'infermiera informa il paziente su cosa aspettarsi dopo l'endoscopia, su eventuali effetti collaterali e su quando riprendere una dieta normale.
  - **Follow-up**: in alcuni casi, può essere effettuata una telefonata di follow-up per assicurarsi che il paziente stia bene e che non ci siano complicazioni tardive.

L'endoscopia è una procedura comune in gastroenterologia, ma richiede un'attenzione meticolosa in ogni fase per garantire la sicurezza e il benessere del paziente. Grazie all'esperienza e all'assistenza dell'infermiere, questa procedura è resa il più confortevole e sicura possibile, consentendo di ottenere informazioni diagnostiche cruciali o di effettuare interventi terapeutici.

Colonscopia : la procedura spiegata passo per passo.

La colonscopia è una procedura endoscopica che consente di esaminare in dettaglio il colon, o intestino crasso. È uno strumento diagnostico essenziale per individuare condizioni come polipi, cancro o infiammazione. Vediamo passo dopo passo la procedura.

- Motivo della colonscopia :
- Le ragioni più comuni per raccomandare una colonscopia includono lo screening del cancro del colon-retto, la valutazione dei sintomi digestivi (come sanguinamento o dolore addominale) e il monitoraggio di condizioni preesistenti come la malattia infiammatoria intestinale.
- Preparazione :
  - **Istruzioni iniziali**: i pazienti ricevono istruzioni chiare sulla preparazione, spesso qualche settimana prima dell'intervento.
  - **Dieta speciale**: 1-2 giorni prima della colonscopia, è generalmente consigliabile seguire una dieta a basso contenuto di fibre e, il giorno prima, una dieta liquida chiara.
  - **Preparazione dell'intestino**: la sera prima dell'esame (o talvolta la mattina del giorno dell'esame), il paziente assume una soluzione di lavaggio per pulire completamente il colon. Questo passaggio è essenziale per ottenere immagini chiare.
- Il giorno della procedura :
  - **Arrivo e ambientamento**: dopo l'arrivo in clinica o in ospedale, il paziente viene vestito

con un camice da visita. Spesso viene inserito un catetere endovenoso per somministrare i farmaci.

- **Sedazione**: di solito vengono somministrati farmaci sedativi per aiutare il paziente a rilassarsi e a stare tranquillo durante la procedura.
- La colonscopia stessa :
  - **Posizionamento**: Il paziente è generalmente posizionato sul fianco sinistro, con le gambe leggermente piegate.
  - **Introduzione del colonscopio**: un colonscopio, un tubo flessibile dotato di telecamera, viene inserito delicatamente attraverso l'ano e fatto avanzare delicatamente nel colon.
  - **Insufflazione di aria**: viene insufflata aria o anidride carbonica per gonfiare il colon e consentire una migliore visualizzazione.
  - **Esame**: il medico esamina il colon mentre il colonscopio viene gradualmente ritirato, alla ricerca di anomalie come polipi, tumori o infiammazioni. Se necessario, possono essere effettuate delle biopsie.
  - **Polipectomia**: se vengono individuati dei polipi, spesso possono essere rimossi immediatamente utilizzando strumenti speciali passati attraverso il colonscopio.
- Dopo la procedura :
  - **Recupero dalla sedazione**: il paziente viene monitorato in un'area di recupero fino a quando la maggior parte degli effetti della sedazione non sono svaniti.
  - **Risultati**: il gastroenterologo di solito discute i risultati iniziali e le eventuali raccomandazioni. Se sono state fatte delle biopsie, potrebbe

essere necessario attendere qualche giorno per i risultati finali.

- **Gas residuo** : L'insufflazione di aria può provocare gonfiore o gas, che in genere si dissipa rapidamente.
- Raccomandazioni post-procedura :
  - Ai pazienti viene generalmente chiesto di riposare per il resto della giornata.
  - Non è consigliabile guidare per 24 ore dopo la sedazione, quindi spesso è necessario che qualcuno la accompagni a casa.

La colonscopia è una procedura sicura ed efficace se eseguita da professionisti qualificati. Svolge un ruolo cruciale nella prevenzione, nella diagnosi e nel trattamento di varie malattie del colon.

Campioni, biopsie e altri compiti di routine.

In gastroenterologia, vengono eseguite diverse procedure per diagnosticare o trattare condizioni specifiche. Esploriamo alcune delle più comuni e la loro importanza.

- Campioni e biopsie:
  - **Biopsia gastrica**: viene utilizzata per valutare infiammazioni, infezioni (come l'*Helicobacter pylori*) o tumori dello stomaco.
  - **Biopsia del colon**: spesso eseguita durante una colonscopia, viene utilizzata per analizzare i polipi, diagnosticare la malattia infiammatoria intestinale o individuare il cancro del colon-retto.

- **Biopsia epatica**: un campione di tessuto epatico viene prelevato per valutare le malattie del fegato come l'epatite, la cirrosi o i tumori.
- Espansione:
  - **Dilatazione esofagea**: se il paziente presenta una stenosi o un restringimento dell'esofago, si può utilizzare uno strumento speciale per dilatare delicatamente quest'area e migliorare il passaggio del cibo.
  - **Dilatazione dei dotti biliari**: in alcuni casi, i dotti che trasportano la bile possono restringersi. La dilatazione migliora il flusso della bile.
- Polipectomia:
  - Si tratta dell'asportazione di polipi, solitamente rilevati durante una colonscopia. Si tratta di un'importante misura preventiva, in quanto alcuni polipi possono trasformarsi in cancro.
- Sfinterotomia endoscopica:
  - Questo intervento viene eseguito per trattare i problemi della cistifellea o del pancreas. Comporta un'incisione nello sfintere di Oddi, il muscolo che controlla il flusso della bile e dei succhi pancreatici.
- Stenting:
  - Se un dotto o un passaggio è ostruito, ad esempio nel caso di un tumore, può essere inserito uno stent (un piccolo tubo) per mantenere aperto il passaggio.
- Rimozione endoscopica dei tumori:
  - Alcuni tumori superficiali del tratto digestivo possono essere rimossi per via endoscopica, senza dover ricorrere a un intervento chirurgico a cielo aperto.

- Emostasi:
  - L'emorragia dal tratto digestivo può essere trattata con diversi metodi endoscopici, come iniezioni, coagulazione termica o clip.
- Legatura delle varici esofagee:
  - Le varici esofagee sono vene dilatate che possono sanguinare. La legatura consiste nel posizionare un elastico intorno alla vena varicosa per legarla e fermare l'emorragia.

Ognuna di queste procedure richiede una preparazione specifica, abilità tecnica e monitoraggio post-procedurale. Il ruolo dell'infermiere è essenziale per garantire la sicurezza del paziente, la preparazione adeguata, il regolare svolgimento della procedura e il follow-up appropriato.

Capitolo 5

GESTIONE
DEI CASI DI ROUTINE
IN
GASTROENTEROLOGIA

Malattie infiammatorie intestinali: segni, sintomi e trattamento.

La malattia infiammatoria intestinale (IBD) è un gruppo di disturbi che causano un'infiammazione prolungata del tratto digestivo. Le due forme principali di IBD sono la malattia di Crohn e la colite ulcerosa. Pur avendo caratteristiche comuni, queste due malattie colpiscono parti diverse dell'apparato digerente.

- Malattia di Crohn :
- **Aree interessate**: può essere colpito l'intero tratto digestivo, dalla bocca all'ano. L'infiammazione è spesso profonda e può interessare tutti gli strati della parete intestinale.
- **Segni e sintomi**: dolore addominale, diarrea, perdita di peso, febbre, affaticamento, nausea, ulcere in bocca, problemi anali come ragadi, fistole o ascessi.
- Colite ulcerosa :
- **Aree interessate**: solo l'intestino crasso (colon e retto). L'infiammazione è generalmente più superficiale e interessa la mucosa.
- **Segni e sintomi**: diarrea sanguinolenta, dolori e crampi addominali, stimolo ad avere un movimento intestinale, affaticamento, perdita di peso, febbre.

Fattori di rischio comuni :
- Storia della famiglia
- Età (spesso viene diagnosticata nei giovani adulti)
- Fumo (aumenta il rischio di malattia di Crohn e può proteggere dalla colite ulcerosa)
- Uso di farmaci antinfiammatori non steroidei (FANS)

Trattamenti :
- Farmaci :
  - **Aminosalicilati**: come la mesalazina o la sulfasalazina, riducono l'infiammazione.
  - **Corticosteroidi**: come il prednisone, riducono l'infiammazione e sono utilizzati per le riacutizzazioni acute.
  - **Immunosoppressori**: come l'azatioprina o la mercaptopurina, riducono l'attività del sistema immunitario.
  - **Biologici**: come l'infliximab o l'adalimumab, mirano specificamente a determinate sostanze coinvolte nell'infiammazione.
- Chirurgia:
  - **Malattia di Crohn**: in caso di complicazioni o di malattia resistente al trattamento, può essere necessaria la resezione dell'area interessata.
  - **Colite ulcerosa**: se i farmaci non sono efficaci, può essere consigliata la colectomia (rimozione del colon).
- Altri trattamenti:
  - **Nutrizione**: alcuni pazienti possono richiedere integratori nutrizionali o una dieta speciale, soprattutto durante le riacutizzazioni.
  - **Probiotici**: sebbene la ricerca sia ancora in corso, alcuni ceppi di probiotici possono aiutare a mantenere la remissione.
- Gestione dei sintomi:
  - Eviti i comuni fattori scatenanti, come i cibi piccanti, grassi o lattiginosi.
  - Gestisca lo stress, che può esacerbare i sintomi.
  - Un follow-up regolare con un gastroenterologo per monitorare la malattia e adeguare il trattamento.

Il ruolo dell'infermiere di gastroenterologia è fondamentale nella gestione dei pazienti con IBD. Che si tratti di educare i pazienti sulla malattia, di somministrare i farmaci, di monitorare gli effetti collaterali o di fornire un supporto emotivo, gli infermieri svolgono un ruolo fondamentale nei percorsi di cura dei pazienti.

Disturbi del fegato e delle vie biliari.

Il fegato è uno degli organi più grandi e complessi del corpo e svolge un ruolo centrale nella digestione, nella disintossicazione e nel metabolismo. I dotti biliari sono essenziali per il trasporto della bile, un liquido prodotto dal fegato per digerire i grassi. Diverse condizioni possono influire su queste strutture essenziali.

- Epatite:
    - **Epatite virale**: infiammazione del fegato causata da uno dei cinque virus dell'epatite (A, B, C, D, E). I sintomi includono ittero, affaticamento, nausea e dolore addominale.
    - **Epatite autoimmune:** una malattia cronica in cui il sistema immunitario attacca il fegato.
    - **Epatite alcolica:** infiammazione e danni al fegato causati dal consumo eccessivo di alcol.
- Cirrosi:
    - Cicatrici croniche e disfunzioni epatiche derivanti da varie condizioni, come l'epatite cronica o l'abuso di alcol.
- Cancro al fegato:
    - Può svilupparsi direttamente nel fegato (carcinoma epatocellulare) o derivare dalla diffusione di altri tumori.
- Steatosi epatica:
    - Accumulo di grasso nelle cellule epatiche, spesso associato a obesità, diabete o

consumo eccessivo di alcol. Può progredire in steatoepatite non alcolica (NASH), una forma più grave che può portare alla cirrosi.
- Colangite biliare primaria (PBC):
  - Una malattia autoimmune che colpisce i piccoli dotti biliari all'interno del fegato.
- Colangite sclerosante primaria (PSC):
  - Infiammazione, cicatrizzazione e ostruzione dei dotti biliari all'interno e all'esterno del fegato.
- Litiasi biliare (calcoli biliari):
  - Piccoli calcoli formati nella cistifellea, che possono bloccare i dotti biliari e causare un forte dolore.
- Cancro dei dotti biliari (colangiocarcinoma):
  - Tumore maligno che si sviluppa dalle cellule dei dotti biliari.
- Infezioni:
  - **Ascesso epatico:** accumulo di pus nel fegato, solitamente causato da un'infezione.
  - **Colangite acuta**: infezione dei dotti biliari, spesso dovuta a un'ostruzione.

Diagnosi e trattamento:

I disturbi epatobiliari vengono diagnosticati con una combinazione di esami del sangue, studi di imaging (come ecografia, TAC, risonanza magnetica) e, in alcuni casi, una biopsia epatica.

Il trattamento varia a seconda della malattia specifica, dagli interventi farmacologici (come gli antivirali per l'epatite) all'intervento chirurgico (ad esempio, per rimuovere i calcoli biliari o i tumori). Nei casi più gravi, può essere necessario un trapianto di fegato.

Nell'ambito dell'assistenza infermieristica gastroenterologica, l'educazione del paziente sulla prevenzione, la gestione dei sintomi, la somministrazione dei farmaci e il monitoraggio delle potenziali complicazioni sono essenziali. Gli infermieri svolgono un ruolo centrale nel sostenere i pazienti con disturbi epatobiliari, guidando il loro percorso di cura e garantendo una qualità di vita ottimale.

Gastrite, ulcera e altri disturbi gastrici.

Lo stomaco è una cavità muscolare essenziale per la digestione. Tuttavia, a causa del suo ambiente acido, è anche vulnerabile a una serie di disturbi.

- Gastrite:
    - **Descrizione**: infiammazione della mucosa gastrica.
    - **Cause**: infezioni (spesso legate all'*Helicobacter pylori*), abuso di alcol, uso a lungo termine di farmaci antinfiammatori non steroidei (FANS), stress, reflusso biliare, ecc.
    - **Sintomi**: dolore o fastidio addominale, nausea, vomito, sensazione di pienezza prematura.
- Ulcere gastroduodenali:
    - **Descrizione**: Lesioni aperte che si formano sulla mucosa dello stomaco (ulcera gastrica) o del duodeno (ulcera duodenale).
    - **Cause**: infezione da *H. pylori*, uso prolungato di FANS, fattori genetici, fumo.
    - **Sintomi**: dolore addominale bruciante o lancinante, nausea, reflusso acido, perdita di peso.
- Gastroenterite:
    - **Descrizione**: infiammazione del rivestimento dello stomaco e dell'intestino.
    - **Cause**: infezioni virali, batteriche o parassitarie, intossicazione alimentare.
    - **Sintomi**: diarrea, vomito, crampi addominali, febbre, disidratazione.

- Sindrome dello stomaco irritabile (gastrite nervosa):
    - **Descrizione**: disturbi funzionali senza lesioni organiche rilevabili.
    - **Cause**: stress, dieta inadeguata, disturbi ormonali.
    - **Sintomi**: dolore addominale, gonfiore, sensazione di pienezza, reflusso acido.
- Tumori gastrici:
    - **Descrizione**: Crescite anomale di cellule nello stomaco, sia benigne (come i polipi) che maligne (cancro gastrico).
    - **Cause**: fattori genetici, infezione *da H. pylori*, dieta ricca di cibi salati e affumicati, fumo, gastrite cronica atrofica.
    - **Sintomi**: perdita di appetito, perdita di peso, dolore addominale, nausea, vomito, sanguinamento digestivo.

Diagnosi e trattamento:
La diagnosi di questi disturbi gastrici si basa generalmente sui sintomi clinici, sull'anamnesi, sugli esami endoscopici (gastroscopia), sulle biopsie, sugli esami del sangue e sui test del respiro per l'*H. pylori*.
Il trattamento è personalizzato in base alla condizione specifica:
- Antibiotici per eradicare l'*H. pylori*.
- Inibitori della pompa protonica (PPI) o antagonisti dei recettori H2 per ridurre l'acidità gastrica.
- Farmaci antispastici per i disturbi funzionali.
- Intervento chirurgico in caso di complicazioni dell'ulcera o per rimuovere tumori.
- Consigli dietetici e nutrizionali per evitare i fattori scatenanti.

Il ruolo dell'infermiere è fondamentale nella gestione dei disturbi gastrici. Ciò include l'educazione del paziente sull'assunzione di farmaci, sull'importanza di aderire al trattamento, sulla prevenzione delle complicazioni e sulle modifiche dietetiche raccomandate. La capacità degli infermieri di fornire un'assistenza empatica ed educativa è essenziale per aiutare i pazienti a superare queste condizioni spesso dolorose e scomode.

Capitolo 6

IL RAPPORTO PAZIENTE-INFERMIERE: UN LEGAME DI FIDUCIA

Sfide emotive dell'assistenza.

La pratica infermieristica nel reparto di gastroenterologia non è solo tecnica; ha anche una notevole dimensione emotiva. La natura intima e spesso complessa delle condizioni gastrointestinali può rendere l'assistenza emotivamente impegnativa sia per il paziente che per l'operatore sanitario.

- Vulnerabilità del paziente:
    - **Intimità degli esami**: procedure come la colonscopia o l'endoscopia possono essere percepite come invasive e imbarazzanti per il paziente.
    - **Stigma**: condizioni come la malattia infiammatoria intestinale possono causare sintomi imbarazzanti (diarrea, flatulenza), che possono provocare vergogna o imbarazzo.
- Comunicazione difficile:
    - **Annunciare diagnosi gravi**: informare un paziente di un tumore o di una malattia cronica può essere emotivamente penoso.
    - **Spiegare procedure complesse**: semplificare i concetti medici e garantire la comprensione da parte del paziente è una sfida.
- La carica emotiva dell'infermiera:
    - **Empatia vs. eccessivo investimento**: trovare l'equilibrio tra investire emotivamente nel benessere del paziente e mantenere una certa distanza per il bene della propria salute mentale.
    - **Burnout**: compiti ripetitivi, stress e situazioni emotive intense possono portare al burnout.
- Gestire le aspettative del paziente e della famiglia:
    - **Speranze contro realtà**: a volte è necessario temperare le speranze dei pazienti o dei loro

familiari riguardo ai risultati del trattamento o ai tempi di recupero.

- **Supporto alla fine della vita**: in caso di patologie gravi, sostenere i pazienti e le loro famiglie in questa fase è un compito emotivamente pesante.
- Lavorare come parte di un team:
  - **Conflitti interprofessionali**: le differenze di opinione su come deve essere gestito un paziente possono portare a tensioni.
  - **Sostegno emotivo reciproco**: è fondamentale poter contare sui colleghi per avere un sostegno, per condividere esperienze o per decomprimere.
- Formazione e supervisione:
  - **Mancanza di formazione emotiva**: la maggior parte della formazione infermieristica si concentra sulle competenze tecniche, tralasciando talvolta l'aspetto emotivo dell'assistenza.
  - **Necessità di supervisione**: colloqui regolari con un supervisore o uno psicologo possono aiutare a gestire lo stress e le emozioni.

Strategie di adattamento:
Per affrontare queste sfide, è essenziale che gli infermieri sviluppino strategie di coping:

- **Formazione continua**: partecipi a corsi di formazione incentrati sulla comunicazione, sulla gestione delle emozioni o sull'etica.
- **Supervisione regolare**: beneficiare di opportunità di scambio e di riflessione.
- **Pratiche di benessere**: tecniche di rilassamento, meditazione, sport, hobby, ecc.
- **Reti di supporto**: scambi tra pari, gruppi di discussione o supporto psicologico.

La consapevolezza e il riconoscimento delle sfide emotive associate all'assistenza gastroenterologica sono essenziali per garantire il benessere dei professionisti e un'assistenza ottimale ai pazienti.

Comunicazione ed educazione del paziente.

La comunicazione è al centro della pratica infermieristica della gastroenterologia. Svolge un ruolo essenziale nell'educazione, nella prevenzione, nella comprensione e nella gestione dei disturbi gastrointestinali.

- Comprendere il paziente:
    - **Ascolto attivo**: dedicare del tempo all'ascolto del paziente ci aiuta a capire le sue preoccupazioni, i suoi sintomi e le sue aspettative.
    - **Valutazione olistica**: guardare oltre i sintomi fisici per prendere in considerazione le dimensioni emotive, sociali e culturali di ogni individuo.
- Passare le informazioni:
    - **Semplificazione dei termini medici**: tradurre il gergo medico in un linguaggio accessibile, senza compromettere l'accuratezza delle informazioni.
    - **Utilizzo di aiuti visivi**: Diagrammi, video e mock-up possono facilitare la comprensione.
- Educazione del paziente:
    - **Autogestione della malattia**: formare i pazienti su come gestire i sintomi, assumere i farmaci e affrontare le emergenze.
    - **Preparare le procedure**: spiegare chiaramente le fasi, i rischi e i benefici degli interventi.

- **Consigli dietetici**: fornire raccomandazioni nutrizionali specifiche per ogni condizione gastrointestinale.
- Gestire le emozioni:
  - **Convalida dei sentimenti**: riconoscere e convalidare le emozioni del paziente, che si tratti di paura, ansia o frustrazione.
  - **Tecniche di rilassamento**: suggerire tecniche come la respirazione profonda o la visualizzazione per aiutare a gestire lo stress associato alla malattia o alle procedure.
- Coinvolgere la famiglia:
  - **Sessioni educative congiunte**: Includere la famiglia o le persone importanti nelle sessioni educative, in modo che possano sostenere il paziente.
  - **Discussioni sulla riservatezza**: garantire il rispetto della privacy, riconoscendo il ruolo cruciale dei familiari nell'assistenza.

- Feedback e chiarimenti:
  - **Verifica della comprensione**: chiedere al paziente di riformulare le informazioni fornite per assicurarsi che le abbia comprese correttamente.
  - **Disponibilità a fare domande**: incoraggiare il paziente a fare domande, sia di natura generale che specifica.
- Aggiornare le sue conoscenze:
  - **Formazione continua**: gli infermieri hanno bisogno di una formazione regolare per tenersi aggiornati su nuove procedure, trattamenti e tecniche di comunicazione.
  - **Condividere le risorse**: offrire ai pazienti opuscoli, link a siti web affidabili o raccomandazioni per ulteriori letture.

La comunicazione e l'educazione sono due pilastri fondamentali dell'assistenza gastroenterologica. Una comunicazione efficace crea fiducia, promuove l'aderenza al trattamento e migliora i risultati clinici. L'educazione consente ai pazienti di svolgere un ruolo attivo nella propria salute, portando a scelte informate e a una migliore qualità di vita. Gli infermieri, in quanto intermediari tra il mondo medico e il paziente, hanno una responsabilità fondamentale in questo ambito.

Gestione dei casi difficili e situazioni delicate.

In un reparto di gastroenterologia, gli infermieri si trovano regolarmente di fronte a situazioni complesse, sia mediche che emotive o relazionali. La capacità di gestire questi casi e questi momenti delicati è essenziale per garantire la sicurezza e il benessere del paziente, preservando la professionalità dell'infermiere.

- Casi complessi dal punto di vista medico:
  - **Condizioni multiple**: Alcuni pazienti possono avere diverse condizioni mediche contemporaneamente, che richiedono un'attenzione particolare nella gestione dei farmaci e dei trattamenti.
  - **Reazioni avverse**: la comparsa di effetti collaterali inattesi o di complicazioni post-operatorie richiede reattività e competenza clinica.
- Situazioni emotivamente cariche:
  - **Annunciare una diagnosi grave**: comunicare una brutta notizia richiede empatia, chiarezza e sostegno.
  - **Gestire il lutto**: di fronte a un paziente malato terminale o alla morte di un paziente, è

essenziale sostenere la famiglia e gestire le proprie emozioni.

- Relazioni difficili:
  - **Pazienti non collaborativi**: alcuni pazienti possono rifiutare le cure o non essere d'accordo con le raccomandazioni mediche. La chiave è ascoltarli, chiarire i problemi e cercare un compromesso.
  - **Famiglie esigenti**: I parenti a volte possono avere aspettative irrealistiche o essere in disaccordo con l'équipe medica. La chiave è la comunicazione e la definizione di limiti chiari.
- Situazioni etiche:
  - **Consenso informato**: garantire che il paziente comprenda appieno tutte le implicazioni di una procedura o di un trattamento prima di dare il proprio consenso.
  - **Fine vita e decisioni di limitare le cure**: queste decisioni, sempre complesse, richiedono un approccio multidisciplinare e un profondo rispetto per i desideri del paziente e della sua famiglia.
- Sfide legate alla cultura e alla lingua:
  - **Barriere linguistiche**: l'uso di interpreti o di strumenti di traduzione può essere necessario per garantire una comunicazione chiara.
  - **Rispetto delle credenze culturali**: comprendere e rispettare le credenze e le pratiche culturali del paziente può influenzare l'assistenza.
- Gestione dello stress e del burnout:
  - **Riconoscere i segnali**: Gli infermieri devono essere attenti al proprio benessere emotivo e fisico e riconoscere i segnali del burnout.
  - **Supporto professionale**: cerchi aiuto, attraverso la supervisione, i colleghi o le risorse professionali.

- Feedback e reclami dei pazienti:
    - **Ascolto attivo**: prendersi il tempo per ascoltare le preoccupazioni o le lamentele del paziente.
    - **Risoluzione proattiva**: collaborare con il team medico per affrontare e correggere qualsiasi problema sollevato.

Gestire casi difficili e situazioni delicate è una parte intrinseca del ruolo infermieristico della gastroenterologia. L'adozione di un approccio incentrato sul paziente, combinato con una formazione continua, una comunicazione efficace e un supporto professionale, ci permette di affrontare queste sfide con compassione, competenza e integrità.

Capitolo 7

SITUAZIONI DI EMERGENZA IN GASTROENTEROLOGIA

Emorragia digestiva: identificazione e intervento.

L'emorragia digestiva, sia superiore che inferiore, è un'emergenza medica. Gli infermieri di gastroenterologia svolgono un ruolo cruciale nell'identificazione rapida di tali emorragie e nell'attuazione di interventi appropriati.

- Definizioni e classificazioni:
    - **Emorragia digestiva superiore (HDH):** origine prossimale al legamento di Treitz, come le ulcere gastriche o duodenali.
    - **Emorragia digestiva inferiore (LDH):** origine distale al legamento di Treitz, spesso legata a disturbi del colon o del retto.
- Segni e sintomi:
    - **HDH:** melena (feci nere e catramose), ematemesi (vomito di sangue), ipotensione, tachicardia.
    - **HDB:** Rettorragia (sangue rosso vivo nelle feci), feci sanguinolente, segni di shock in caso di sanguinamento abbondante.
- Valutazione iniziale:
    - **Anamnesi del paziente:** farmaci (antinfiammatori, anticoagulanti), storia di ulcere o altre patologie gastrointestinali.
    - **Esame fisico:** valutazione dei segni vitali, esame addominale, valutazione dello stato emodinamico.
- Trattamento iniziale:
    - **Stabilizzazione emodinamica:** somministrazione di liquidi, trasfusione di sangue se necessario.
    - **Inserimento di un sondino nasogastrico:** in caso di HDH, per valutare la presenza e la quantità di sangue.

- **Ossigenoterapia**: prevenzione dell'ipossia.
- Indagini diagnostiche:
    - **Endoscopia**: serve per identificare la fonte dell'emorragia e, in molti casi, per trattare la lesione responsabile.
    - **Colonscopia**: utilizzata nei casi di sospetto di HDB.
    - **Angiografia**: in alcune situazioni in cui la fonte dell'emorragia non è chiaramente identificata o se persiste.
- Interventi terapeutici:
    - **Endoscopica**: coagulazione, clip, legatura delle varici esofagee.
    - **Farmaci:** inibitori della pompa protonica per ridurre l'acidità gastrica, vasocostrittori per le varici esofagee.
    - **Chirurgia**: se i metodi endoscopici e medicinali falliscono o non sono possibili.
- Assistenza infermieristica post-intervento:
    - **Monitoraggio continuo**: segni vitali, comparsa di nuove emorragie.
    - **Educazione del paziente**: sui farmaci, sulla dieta e sui segnali di allarme di una nuova emorragia.
    - **Supporto emotivo**: un'emorragia digestiva è un'esperienza traumatica per molti pazienti.
- Prevenzione:
    - Farmaci che proteggono la mucosa: per i pazienti a rischio di ulcere.
    - **Eviti l'alcol e i cibi irritanti**: Per i pazienti con una storia di emorragia digestiva.
    - **Vaccinazione**: contro l'epatite B e C per ridurre il rischio di cirrosi e varici esofagee.

L'emorragia digestiva è un'emergenza medica che richiede un intervento rapido e coordinato. Grazie alla loro formazione ed esperienza, gli infermieri sono in prima linea nel garantire che i pazienti siano valutati, stabilizzati e assistiti in modo adeguato, fornendo al contempo un supporto emotivo ed educativo essenziale.

Occlusioni intestinali: segni, interventi e l'assistenza post-operatoria.

Le ostruzioni intestinali - ostruzioni meccaniche o funzionali che impediscono il normale passaggio del contenuto intestinale - sono emergenze mediche. Devono essere identificate e trattate rapidamente per evitare gravi complicazioni. Gli infermieri svolgono un ruolo centrale in questo processo.

- Definizione e cause:
  - **Ostruzione meccanica**: dovuta a una lesione fisica che impedisce il passaggio, come un tumore, delle aderenze o un'ernia strozzata.
  - **Ileo paralitico**: cessazione delle contrazioni intestinali senza ostruzione meccanica, spesso a causa di un intervento chirurgico, di un'infezione o di squilibri elettrolitici.
- Segni e sintomi:
  - **Dolori addominali**: spesso crampi e coliche.
  - Distensione addominale.
  - **Vomito**: può essere fecale nelle ostruzioni dell'intestino tenue.
  - Assenza di gas e feci.
  - **Segni di disidratazione**: bocca secca, colorito pallido, oliguria.
- Valutazione iniziale:
  - **Anamnesi del paziente:** storia chirurgica, farmaci, sintomi associati.
  - **Esame fisico**: ascoltare i suoni intestinali (che possono essere iperattivi o assenti), palpare l'addome, cercare segni di peritonite.

- Indagini diagnostiche:
  - **Radiografie addominali**: per identificare la posizione e la causa dell'ostruzione.
  - **Scansione addominale**: per una visione più dettagliata.
  - **Esami del sangue**: per verificare la presenza di squilibri elettrolitici e altre anomalie.
- Trattamento iniziale:
  - **Digiuno**: per prevenire un'ulteriore distensione intestinale.
  - **Tubo nasogastrico**: per decomprimere lo stomaco e l'intestino tenue, alleviando la distensione e il vomito.
  - **Reidratazione: per** via endovenosa per correggere la disidratazione e gli squilibri elettrolitici.
- Interventi terapeutici:
  - **Chirurgia**: necessaria per le occlusioni meccaniche che non rispondono al trattamento conservativo, o in presenza di segni di strangolamento o necrosi.
  - **Trattamento medico**: in caso di ileo paralitico, la gestione delle cause sottostanti, come l'infezione, e il ripristino dell'equilibrio elettrolitico.
- Assistenza infermieristica post-operatoria:
  - **Monitoraggio vitale**: monitoraggio dei segni vitali, del dolore e dei suoni intestinali.
  - **Gestione del dolore**: somministrazione di analgesici come prescritto.
  - **Monitoraggio delle ferite chirurgiche**: ricerca di segni di infezione o complicazioni.
  - **Supporto nutrizionale**: inizio di una dieta progressiva una volta ripreso il transito intestinale.

- **Educazione del paziente**: sui segni delle complicazioni, sulla cura delle ferite, sulla dieta e sui farmaci.
- Prevenzione delle recidive:
  - **Consiglio dietetico**: eviti i cibi che causano gonfiore o gas.
  - **Gestione dei farmaci**: alcuni farmaci possono aumentare il rischio di ileo paralitico.
  - **Riabilitazione fisica**: un leggero esercizio fisico può aiutare a stimolare la motilità intestinale.

L'ostruzione intestinale è una condizione grave che richiede un intervento rapido e appropriato. La gestione infermieristica, dalla valutazione iniziale fino all'assistenza post-operatoria, è essenziale per garantire la sicurezza e il benessere del paziente. La formazione continua e l'affinamento delle competenze consentono agli infermieri di fornire un'assistenza di qualità e di sostenere i pazienti in ogni fase del loro recupero.

Altre potenziali emergenze e la loro gestione.

In gastroenterologia, oltre all'emorragia e all'ostruzione intestinale, possono verificarsi numerose altre emergenze. Un intervento rapido è fondamentale e l'assistenza infermieristica è centrale nella gestione di queste situazioni.

- Perforazione gastrointestinale:
  - **Segni**: Forte dolore addominale, addome rigido ("pancia di legno"), febbre, segni di shock.
  - **Gestione**: digiuno, bypass gastrico per la decompressione, antibiotici, chirurgia d'urgenza.

- Pancreatite acuta:
    - **Segni**: Dolore addominale intenso che si irradia alla schiena, nausea, vomito, distensione addominale.
    - **Trattamento**: digiuno, analgesici, reidratazione, trattamento degli squilibri elettrolitici.
- Varici esofagee sanguinanti:
    - **Segni**: Vomito di sangue, melena, ipotensione.
    - **Gestione**: farmaci vasocostrittori, endoscopia per legatura o scleroterapia, catetere di Blakemore per emorragia incontrollata.
- Appendicite acuta:
    - **Segni**: Dolore al quadrante inferiore destro, febbre, nausea.
    - **Gestione**: intervento chirurgico d'urgenza per rimuovere l'appendice, antibiotici.
- Colecistite acuta:
    - **Segni**: Dolore al quadrante superiore destro, febbre, nausea, vomito.
    - **Gestione**: digiuno, antibiotici, analgesici, colecistectomia.
- Ischemia intestinale:
    - **Segni**: Dolore addominale improvviso e grave, diarrea sanguinolenta, distensione.
    - **Gestione**: rivascolarizzazione, intervento chirurgico per rimuovere i segmenti necrotici, antibiotici.
- Epatite fulminante:
    - **Segni**: Ittero, alterazione della coscienza, emorragia.
    - **Gestione**: monitoraggio dell'unità di terapia intensiva, trapianto di fegato come ultima risorsa.
- **Sindrome dell'intestino corto** (dopo un intervento chirurgico esteso) :

- **Segni**: Diarrea, perdita di peso, carenze nutrizionali.
- **Trattamento**: integratori alimentari, farmaci per rallentare il transito, eventualmente trapianto intestinale.

Ogni emergenza gastrointestinale presenta sfide diagnostiche e gestionali uniche. Gli infermieri devono essere ben addestrati per riconoscere i segni e i sintomi precoci di queste condizioni, avviare il primo soccorso e collaborare con un team multidisciplinare per garantire una gestione completa. La formazione continua e l'aggiornamento regolare delle conoscenze sono essenziali per garantire un'assistenza ottimale ai pazienti in situazioni di emergenza.

Capitolo 8

LAVORO DI SQUADRA: UNA SINERGIA NECESSARIA

Collaborazione con i gastroenterologi.

La stretta collaborazione tra infermieri e gastroenterologi è fondamentale per garantire un'assistenza ottimale al paziente. Questa collaborazione non si limita all'esecuzione delle prescrizioni, ma si estende alla comunicazione, alla pianificazione dell'assistenza, all'educazione del paziente e molto altro ancora.

- Valutazione iniziale del paziente:
    - **Fare l'anamnesi**: gli infermieri spesso fanno un'anamnesi dettagliata del paziente e possono identificare le informazioni chiave per il gastroenterologo.
    - **Preparazione degli esami**: aiutare a coordinare e preparare i pazienti per gli esami endoscopici o altre indagini.
- Pianificazione dell'assistenza:
    - **Discussione di casi complessi**: scambio di informazioni sul paziente per sviluppare un piano di assistenza adeguato.
    - **Partecipazione ai giri medici**: aggiornamenti sulle condizioni del paziente, sui sintomi e sulla risposta al trattamento.
- Procedure e trattamenti:
    - **Assistenza durante l'endoscopia**: preparazione del paziente, follow-up durante la procedura e monitoraggio post-operatorio.
    - **Somministrazione di farmaci**: monitorare le risposte, gli effetti collaterali e comunicare qualsiasi preoccupazione al medico.
- Educazione del paziente:
    - **Preparare le procedure**: spiegare cosa aspettarsi, rispondere alle domande.
    - **Gestire i farmaci**: informare i pazienti sul dosaggio, sugli effetti collaterali e sulle potenziali interazioni.

- **Dieta e nutrizione**: offrire consigli su diete speciali, nutrizione enterale o parenterale.
- Ricerca e formazione continua:
  - **Partecipazione a studi clinici**: gli infermieri possono aiutare nella raccolta dei dati e nel monitoraggio dei pazienti.
  - **Corsi di formazione congiunti**: Partecipi a seminari, conferenze o workshop per tenersi aggiornato sugli ultimi sviluppi.
- Feedback e raccomandazioni:
  - **Feedback**: gli infermieri sono spesso i primi a osservare i cambiamenti nelle condizioni del paziente e possono consigliare aggiustamenti nell'assistenza o nel trattamento.
  - **Migliorare la qualità dell'assistenza**: suggerire miglioramenti basati sulle osservazioni quotidiane o sul feedback dei pazienti.

La collaborazione tra infermieri e gastroenterologi è simbiotica, con ciascun professionista che contribuisce con le proprie capacità e competenze a beneficio del paziente. Una comunicazione aperta, il rispetto reciproco e una chiara comprensione dei rispettivi ruoli sono essenziali per garantire questa proficua collaborazione e per fornire un'assistenza di altissima qualità.

Il ruolo degli assistenti infermieristici e altro personale paramedico.

Nel contesto della gastroenterologia, gli inservienti e il personale paramedico svolgono un ruolo essenziale nel garantire un'assistenza completa al paziente. Il loro contributo va ben oltre l'assistenza di base ed è fondamentale per il buon funzionamento del reparto.

- Assistenti di cura:
  - **Assistenza quotidiana**: aiutare i pazienti nelle attività quotidiane, come lavarsi, vestirsi e spostarsi.
  - **Segni vitali**: monitoraggio regolare dei segni vitali e segnalazione di eventuali anomalie.
  - **Alimentazione e idratazione**: aiutare i pazienti a mangiare e bere, avendo cura di rispettare eventuali esigenze dietetiche particolari.
  - **Campioni**: raccolta di campioni di urina o di feci, se necessario.
  - **Comunicazione**: agire come intermediario tra il paziente, la famiglia e l'équipe medica e identificare le esigenze non verbali dei pazienti.
- Fisioterapisti:
  - **Riabilitazione post-operatoria**: aiutare i pazienti a recuperare dopo un intervento chirurgico o una lunga degenza in ospedale.
  - **Esercizi di respirazione**: essenziali per i pazienti che hanno subito un intervento chirurgico all'addome.
  - **Mobilitazione precoce**: incoraggiare la mobilità per prevenire complicazioni come la trombosi venosa profonda.
- Dietisti:
  - **Valutazione nutrizionale**: analisi dello stato nutrizionale del paziente per raccomandare una dieta o degli integratori appropriati.
  - **Consigli dietetici specifici**: ad esempio, per i pazienti che soffrono di malattie infiammatorie intestinali o di malassorbimento.
  - **Gestione della nutrizione enterale e parenterale**: monitorare i pazienti che ricevono una nutrizione specializzata.

- Assistenti sociali:
  - **Sostegno emotivo**: aiutare i pazienti e le loro famiglie ad affrontare la malattia, il ricovero o le situazioni di stress.
  - **Orientamento**: aiutare a pianificare la dimissione dall'ospedale, trovare le risorse della comunità, organizzare la riabilitazione o l'assistenza domiciliare.
- Tecnici di laboratorio:
  - **Analisi**: esecuzione di test su campioni di sangue, urina o feci per favorire la diagnosi o il follow-up.
  - **Rapporti**: comunicare rapidamente i risultati anomali, in modo che si possa intervenire immediatamente.

Il personale paramedico, lavorando a stretto contatto con gli infermieri e i medici, garantisce un'assistenza olistica al paziente. Ogni membro apporta una competenza unica, contribuendo alla ricchezza e all'efficacia dell'assistenza fornita in gastroenterologia. Il riconoscimento, la formazione continua e la buona comunicazione all'interno di questo team sono essenziali per ottimizzare la qualità dell'assistenza.

Riunioni di dipartimento e la continuità dell'assistenza.

La continuità delle cure è un pilastro centrale della medicina moderna. Per i pazienti affetti da patologie gastroenterologiche, che spesso sono complesse e richiedono una gestione multidisciplinare, garantire la continuità delle cure è fondamentale. Le riunioni di servizio svolgono un ruolo chiave nel garantire che tutti i professionisti coinvolti siano sulla stessa lunghezza d'onda e lavorino insieme per il benessere del paziente.

- Importanza delle riunioni di reparto:
    - **Scambio di informazioni**: consentono al team di discutere di casi complessi, di condividere informazioni rilevanti e di apportare prospettive diverse a una situazione.
    - **Pianificazione dell'assistenza**: definire le fasi dell'assistenza, organizzare le procedure, assegnare ruoli e responsabilità.
    - **Aggiornamento dei protocolli**: discussione delle nuove linee guida e degli studi recenti, e aggiornamento delle procedure e dei protocolli di cura di conseguenza.
- Punti chiave discussi durante le riunioni:
    - **Analisi dei casi**: presentazione dei pazienti ricoverati, la loro storia, i progressi e le sfide.
    - **Didattica**: presentazione di nuove tecniche, farmaci o ricerche rilevanti per il reparto.
    - **Organizzativo**: pianificazione delle vacanze, assegnazione dei compiti, gestione delle risorse e delle attrezzature.
- Continuità dell'assistenza e transizione tra i team:
    - **Comunicazione efficace**: garantire che le informazioni chiave vengano trasmesse tra i team quando si cambia reparto o si dimettono i pazienti.
    - **Cartelle cliniche**: garantire che siano aggiornate, accessibili e comprensibili per tutti i professionisti coinvolti.
    - **Follow-up post-ospedaliero**: coordinamento con i medici curanti, l'assistenza domiciliare, i servizi di riabilitazione o qualsiasi altro servizio esterno.
- Coinvolgere i pazienti e le loro famiglie:
    - **Educazione**: fornire informazioni sulla malattia, sui trattamenti, sui potenziali effetti collaterali e su cosa fare a casa.

- **Feedback**: sollecitare il feedback dei pazienti e dei loro familiari sulla loro esperienza di cura, per migliorare costantemente la qualità del servizio.
- **Pianificazione della dimissione**: garantire al paziente una transizione agevole verso il domicilio o un altro istituto.

Le riunioni di reparto non sono solo riunioni amministrative. Sono il cuore della strategia di cura del paziente in gastroenterologia. Assicurando una comunicazione fluida tra i professionisti e coinvolgendo attivamente i pazienti e le loro famiglie, garantiscono la continuità delle cure, la sicurezza del paziente e, in ultima analisi, l'eccellenza clinica.

Capitolo 9

PREVENZIONE ED EDUCAZIONE IN GASTROENTEROLOGIA

Promuovere un'alimentazione sana e un'adeguata idratazione.

Nel campo della gastroenterologia, la dieta e l'idratazione svolgono un ruolo centrale. Una dieta sana e un'idratazione adeguata possono non solo prevenire un gran numero di malattie gastrointestinali, ma anche ottimizzare il processo di guarigione quando una condizione è già presente. In questo capitolo, esaminiamo l'intima relazione tra il tratto digestivo e ciò che mangiamo, e l'importanza che il personale medico promuova buone abitudini.

- Il ruolo della dieta in gastroenterologia:
  - **Prevenzione delle malattie**: una dieta equilibrata può ridurre il rischio di numerose patologie come la gastrite, la malattia infiammatoria intestinale e alcuni tipi di cancro.
  - **Terapia nutrizionale**: in alcuni casi, l'alimentazione può essere utilizzata come trattamento, ad esempio nel caso di diete di evitamento o di diete specifiche per determinate condizioni.
- I principali nutrienti e il loro impatto sul sistema digestivo:
  - **Fibra**: essenziale per la salute del colon, previene la stitichezza e riduce il rischio di diverticolosi.
  - **Probiotici e prebiotici**: benefici per la flora intestinale, possono svolgere un ruolo nel trattamento e nella prevenzione della sindrome dell'intestino irritabile.
  - **Grassi**: consumare con moderazione, perché una quantità eccessiva può causare problemi digestivi.
  - **Proteine**: necessarie per la riparazione e il rinnovamento delle cellule della mucosa gastrointestinale.

- L'importanza dell'idratazione:
  - **Ruolo nella digestione**: L'acqua facilita il passaggio del cibo attraverso il tratto digestivo e aiuta a formare le feci.
  - **Prevenire la stitichezza**: un'idratazione sufficiente è essenziale per prevenire la stitichezza, un problema comune in gastroenterologia.
- Consigli pratici per promuovere un'alimentazione sana:
  - **Educazione del paziente**: organizzare seminari o sessioni informative sulla nutrizione.
  - **Lavorare con i dietologi**: possono fornire consigli specifici su misura per ogni paziente.
  - **Fornitura di risorse**: fornire opuscoli, schede informative o siti web di riferimento su alimentazione e gastroenterologia.
- Sfide e ostacoli a una buona alimentazione:
  - **Accesso a cibo di qualità**: non tutti i pazienti hanno accesso a una dieta sana ed equilibrata.
  - **Fattori culturali**: alcuni alimenti o abitudini alimentari possono essere radicati nella cultura del paziente.
  - **Comorbilità**: alcune malattie o trattamenti possono influenzare l'appetito o la capacità di mangiare.

Promuovere un'alimentazione sana e un'idratazione adeguata è un aspetto fondamentale dell'assistenza gastroenterologica. Attraverso la formazione e la stretta collaborazione con altri professionisti della salute, gli infermieri possono svolgere un ruolo attivo nel migliorare la qualità di vita dei pazienti e nel prevenire le malattie gastrointestinali.

L'importanza della diagnosi precoce malattie gastrointestinali.

L'apparato digerente è un organo complesso che è sede di numerose patologie, che vanno da disturbi minori a malattie gravi che possono essere pericolose per la vita. In questo contesto, la diagnosi precoce delle malattie gastrointestinali è di vitale importanza. Non solo permette di intervenire in una fase in cui la malattia è più facilmente curabile, ma anche, in alcuni casi, di prevenire la sua comparsa.

- Prevenzione piuttosto che cura:
  - **Riduzione della mortalità**: la diagnosi precoce del cancro del colon-retto, ad esempio, può ridurre notevolmente il rischio di morte, individuando e trattando le lesioni precancerose.
  - **Meno invasivo e costoso**: trattare una malattia in fase iniziale può spesso evitare procedure mediche ingombranti, invasive e costose.
- Malattie gastrointestinali comunemente esaminate:
  - **Cancro del colon-retto**: gli esami di screening, come il test del sangue occulto nelle feci o la colonscopia, possono identificare polipi o tumori in fase iniziale.
  - **Celiachia**: gli esami del sangue possono identificare questa malattia autoimmune prima della comparsa di sintomi gravi.
  - **Epatite virale**: uno screening regolare può individuare queste infezioni prima che portino alla cirrosi o al cancro al fegato.
- Fattori di rischio e popolazioni target:
  - **Anamnesi familiare**: alcune malattie gastrointestinali hanno una componente

ereditaria, che giustifica uno screening precoce delle persone a rischio.

- **Età**: malattie come il cancro del colon-retto sono più comuni dopo una certa età, da qui la necessità di uno screening regolare per le popolazioni interessate.
- **Esposizioni specifiche**: ad esempio, le persone che sono state esposte a determinate infezioni, farmaci o sostanze chimiche possono richiedere uno screening mirato.
- Sensibilizzazione ed educazione:
  - **Campagne informative**: sensibilizzare l'opinione pubblica sull'importanza dello screening attraverso campagne mediatiche, workshop e opuscoli.
  - **Consulti medici**: utilizzi ogni visita dal medico come un'opportunità per valutare la necessità di uno screening.
- Le sfide dello screening:
  - **Conformità del paziente**: alcuni pazienti possono essere riluttanti a sottoporsi ai test di screening per paura, rifiuto o mancanza di conoscenza.
  - **Accesso alle cure**: in alcune regioni o popolazioni, l'accesso ai test di screening può essere limitato a causa di vincoli finanziari o geografici.

Conclusione:

La diagnosi precoce delle malattie gastrointestinali è un passo fondamentale verso una prevenzione, un trattamento e una gestione efficaci. Con la giusta consapevolezza dei rischi e una stretta collaborazione tra operatori sanitari e pazienti, è possibile ridurre notevolmente il peso di queste malattie sulla società.

Sensibilizzazione sulle malattie legati al fumo e all'alcol.

Il fumo e il consumo eccessivo di alcol sono tra le principali cause prevenibili di morbilità e mortalità a livello mondiale. Oltre ai ben noti effetti sui polmoni e sul fegato, questi due fattori di rischio hanno anche importanti ripercussioni sul sistema gastrointestinale. La sensibilizzazione su questi pericoli è essenziale per prevenire e limitare i danni causati.

- Il fumo e il sistema gastrointestinale:
    - **Cancro all'esofago e allo stomaco**: il fumo aumenta notevolmente il rischio di sviluppare questi tipi di cancro.
    - **Malattia infiammatoria intestinale**: il fumo è associato a un decorso più grave della malattia di Crohn e può influenzare la risposta al trattamento.
    - **Malattia da reflusso gastro-esofageo**: il fumo indebolisce lo sfintere dell'esofago, aumentando il rischio di reflusso acido.
- L'alcol e i suoi effetti sul tratto digestivo:
    - **Cirrosi e cancro al fegato**: l'alcol è una delle cause principali della cirrosi e aumenta anche il rischio di cancro al fegato.
    - **Pancreatite alcolica**: il consumo eccessivo può infiammare il pancreas, causando dolore e disfunzione.
    - **Gastrite alcolica**: l'alcol può irritare il rivestimento dello stomaco, causando un'infiammazione.
- Popolazioni a rischio:
    - **Giovani adulti**: i giovani sono spesso esposti a pressioni sociali per bere alcolici e iniziare a fumare.

- **Pazienti con un'anamnesi familiare**: i soggetti con un'anamnesi familiare di patologie legate all'alcol o al fumo devono essere particolarmente attenti.
- Strategie di sensibilizzazione:
  - **Educazione fin dalla più tenera età**: introdurre programmi di prevenzione nelle scuole per aumentare la consapevolezza fin dall'inizio.
  - **Campagne pubblicitarie**: utilizzare i media per trasmettere potenti messaggi di sensibilizzazione che mostrano le conseguenze del fumo e dell'abuso di alcol.
  - **Consulenze mirate**: offrire sessioni di sensibilizzazione e di svezzamento nei centri sanitari.
- Collaborazione multidisciplinare:
  - **Lavorare con gli specialisti in tossicodipendenza**: gli specialisti in tossicodipendenza svolgono un ruolo chiave nella cura complessiva dei pazienti.
  - **Intervento da parte degli psicologi**: comprendere e trattare le ragioni di fondo della dipendenza.
- Le sfide della sensibilizzazione:
  - **Stigmatizzazione**: I pazienti possono sentirsi giudicati o vergognarsi, il che può costituire un ostacolo alla ricerca di aiuto.
  - **Credenze culturali e sociali**: in alcune culture, il consumo di alcol o tabacco è profondamente radicato, rendendo la sensibilizzazione più complessa.

Il fumo e il consumo eccessivo di alcol hanno effetti devastanti sull'apparato gastrointestinale, oltre che su altri sistemi corporei. Una sensibilizzazione attiva e continua è la chiave per ridurre la prevalenza di queste abitudini dannose e le loro conseguenze. Combinando gli sforzi degli operatori sanitari, degli educatori e dei media, è possibile fare una differenza significativa e salvare molte vite.

Capitolo 10

RIFLESSIONI E TESTIMONIANZE: LA VITA QUOTIDIANA VISTA DALL'INTERNO

Testimonianze di infermieri esperti: sfide, successi e momenti memorabili.

Testimonianza 1 - Léa, 15 anni di servizio
"Quando ho iniziato la mia carriera in gastroenterologia, sono rimasta impressionata dalla complessità delle procedure e delle apparecchiature. La sfida più grande è stata riuscire a mantenere la calma e a rassicurare i pazienti durante le procedure endoscopiche, gestendo al contempo la mia stessa ansia. Ma con il tempo, l'esperienza e il supporto del mio team, ho sviluppato un livello di comfort. Il giorno in cui sono stata in grado di gestire da sola un'emergenza di emorragia digestiva è stato un punto di svolta nella mia carriera, dimostrandomi che ero molto più capace di quanto immaginassi".

Testimonianza 2 - Omar, 20 anni di servizio
"Uno dei miei momenti più memorabili è stato assistere una giovane paziente con la malattia di Crohn. Vedere la sua lotta quotidiana mi ha ricordato perché ho scelto questa professione. Aiutare i pazienti a gestire le condizioni croniche è un promemoria costante della fragilità della vita e dell'importanza del nostro ruolo. Quando è tornata, anni dopo, solo per ringraziarci, ha ribadito che il nostro lavoro va ben oltre l'assistenza medica: si tratta di costruire relazioni".

Testimonianza 3 - Fatima, 18 anni di servizio
"Lavorare in gastroenterologia presenta sfide costanti, dall'aggiornamento sugli ultimi progressi tecnologici alla gestione di situazioni difficili. Ma uno dei risultati di cui sono più orgogliosa è quello di fare da tutor a giovani infermieri. Trasmettere loro le mie conoscenze e vedere la loro passione e determinazione nello sviluppo è estremamente gratificante. Ogni volta che un'infermiera che ho formato ha successo, sento che è il mio stesso successo".

Testimonianza 4 - Benjamin, 25 anni di servizio
"Una delle principali sfide che ho incontrato nel corso degli anni è la comunicazione con pazienti di culture e lingue diverse. Ho avuto un paziente che parlava pochissimo la nostra lingua ed era molto ansioso per la sua colonscopia. Con pazienza, gesti e l'aiuto di un traduttore, siamo riusciti a metterlo a suo agio. Dopo la procedura, ha disegnato un cuore su un pezzo di carta e me lo ha dato. Mi ha ricordato che la compassione è un linguaggio universale".

Le testimonianze degli infermieri di gastroenterologia evidenziano il lato umano della professione, le sfide che devono affrontare, ma anche i momenti di successo e di realizzazione. Nonostante la complessità tecnica della specialità, è l'interazione umana, la capacità di fare la differenza nella vita dei pazienti, che rimane al centro della loro esperienza.

Lezioni apprese nel corso degli anni.

Nel corso della carriera in gastroenterologia, gli infermieri accumulano un bagaglio di esperienze e lezioni che modellano non solo la loro pratica professionale, ma anche la loro visione personale. Ecco alcune lezioni chiave, spesso citate da professionisti con anni di esperienza nel settore:

- **L'importanza dell'ascolto attivo**: i pazienti, in tutta la loro vulnerabilità, hanno bisogno di essere ascoltati. L'ascolto attivo non solo porta a una diagnosi e a un'assistenza migliori, ma anche a un rapporto di fiducia tra infermiere e paziente.
- **L'adattabilità è fondamentale**: la medicina è in continua evoluzione, così come le tecnologie e i protocolli. Gli infermieri devono essere pronti ad

imparare e ad adattarsi nel corso della loro carriera per fornire la migliore assistenza possibile.

- **La cura prima di tutto**: non si tratta solo di padroneggiare una tecnica o un protocollo. La cura, l'empatia e la compassione sono fondamentali per il ruolo dell'infermiere. Queste qualità possono fare la differenza nell'esperienza del paziente.

- **La collaborazione è essenziale**: il lavoro di squadra con i medici, gli assistenti e gli altri operatori sanitari è fondamentale. Una comunicazione aperta e rispettosa è la chiave per garantire un'assistenza regolare ed efficace.

- **La prevenzione è importante quanto il trattamento**: educare i pazienti alla prevenzione, in termini di dieta, stile di vita o consapevolezza dei rischi, è spesso importante quanto il trattamento stesso.

- **L'importanza della cura di sé**: gli infermieri sono spesso così concentrati sul benessere dei pazienti che si dimenticano del proprio. Prendersi del tempo per se stessi, riconoscere i propri limiti e cercare supporto quando necessario è essenziale per una carriera sostenibile e soddisfacente.

- **Ogni paziente è unico**: sebbene i sintomi possano essere simili, ogni paziente è un individuo con le proprie esperienze, preoccupazioni ed esigenze. Un approccio personalizzato all'assistenza è essenziale.

- **L'importanza della formazione continua**: la gastroenterologia è un campo in costante evoluzione. L'impegno nella formazione continua assicura che gli infermieri rimangano all'avanguardia nelle pratiche e nei trattamenti migliori.

- **La pazienza è una virtù**: che si tratti di attendere i risultati, di gestire le paure di un paziente o di padroneggiare una nuova abilità, la pazienza è spesso uno degli strumenti più preziosi per un infermiere.

- **Il potere della gratitudine**: un semplice ringraziamento da parte di un paziente, un riconoscimento da parte di una famiglia o anche un momento di soddisfazione personale dopo una giornata difficile - questi piccoli momenti di gratitudine ci ricordano il motivo profondo per cui abbiamo scelto questa professione.

Al di là delle competenze tecniche e delle conoscenze mediche, spesso sono le lezioni intangibili, apprese attraverso l'interazione umana e le sfide della vita quotidiana, a risuonare più profondamente per gli infermieri di gastroenterologia. Queste lezioni non solo plasmano la loro carriera, ma arricchiscono anche la loro vita in modo incommensurabile.

Consigli per i nuovi arrivati nel dipartimento.

Iniziare a lavorare in un reparto di gastroenterologia, o in qualsiasi altro reparto medico, può essere sia eccitante che intimidatorio. È un mondo ricco di apprendimento, esperienza umana e sfide tecniche. Ecco alcuni consigli per chi muove i primi passi in questa specialità:

*   **Abbracciare l'apprendimento continuo**: non si aspetti di sapere tutto fin dall'inizio. La medicina è un campo in continua evoluzione e la gastroenterologia non fa eccezione. Sia curioso e aperto a nuove conoscenze.
*   **Chieda aiuto quando ne ha bisogno**: nessuno si aspetta che lei sappia tutto. Se non è sicuro o ha delle domande, chieda consiglio ai suoi colleghi più esperti. È un segno di professionalità, non di debolezza.
*   **Costruire relazioni forti con il suo team**: il lavoro di squadra è fondamentale in questo settore. Conosca i

suoi colleghi, capisca i loro punti di forza e di debolezza e costruisca un forte spirito di squadra.

- **Sia paziente ed empatico con se stesso**: come in ogni nuovo ruolo, ci saranno giorni difficili. È importante ricordare che ogni errore è un'opportunità di apprendimento.
- **Familiarizzare con le attrezzature**: La gastroenterologia utilizza molte apparecchiature specifiche. Si prenda il tempo necessario per conoscerle, imparare a usarle e, soprattutto, capire la loro importanza per il paziente.
- **Dare priorità alla comunicazione**: una comunicazione chiara con i pazienti, le famiglie e il team è essenziale. Questo aiuta a prevenire gli errori, a educare in modo efficace e a creare fiducia.
- **Partecipare a corsi di formazione e workshop**: approfitti di tutte le opportunità di formazione continua offerte, che si tratti di seminari, workshop o letture.
- **Mantenere una prospettiva globale**: non perdersi nei dettagli a scapito del quadro generale. Ogni paziente è un individuo con la sua storia, le sue preoccupazioni e le sue esigenze.
- **Sviluppi delle routine di rilassamento**: Lo stress è insito in questa professione. Trovi delle tecniche che le permettano di rilassarsi e decomprimere dopo una giornata di lavoro, che si tratti di meditazione, sport, lettura o qualsiasi altro hobby.
- **Rimanga appassionato**: ricordi sempre il motivo per cui ha scelto questa carriera. È questa passione che la guiderà attraverso le sfide e la aiuterà a trovare soddisfazione nel suo lavoro.

Le prime fasi della carriera in gastroenterologia possono sembrare scoraggianti, ma con il giusto atteggiamento, il supporto e la volontà di imparare, può essere uno dei viaggi più gratificanti della sua vita professionale. Ogni giorno porta nuove scoperte, interazioni significative e opportunità di avere un impatto positivo sulla vita dei pazienti.

Capitolo 11

FARMACOLOGIA IN GASTROENTEROLOGIA

Farmaci comunemente utilizzati e le loro indicazioni.

La gastroenterologia copre un'ampia gamma di patologie e molti farmaci sono utilizzati per prevenire, trattare o gestire queste malattie. Ecco un elenco non esaustivo di farmaci comunemente utilizzati in questo campo, con le loro indicazioni principali:

- Antiacidi e inibitori della pompa protonica (PPI) :
    - Esempi: Omeprazolo (Mopral®), Esomeprazolo (Nexium®), Lansoprazolo (Lanzor®)
    - Indicazioni: malattia da reflusso gastroesofageo (GERD), gastrite, ulcere gastriche e duodenali, sindrome di Zollinger-Ellison.
- Antispastici :
    - Esempi: floroglucinolo (Spasfon®), diciclomina (Bentyl®)
    - Indicazioni: trattamento del dolore associato a spasmi intestinali, sindrome dell'intestino irritabile.
- Prokinetics :
    - Esempi: Metoclopramide (Primpéran®), Domperidone (Motilium®)
    - Indicazioni: nausea e vomito, gastroparesi, reflusso gastro-esofageo.
- Agenti di rivestimento :
    - Esempi: Sucralfate (Ulcar®)
    - Indicazioni: gastrite, ulcere gastriche e duodenali.
- Antidiarroici :
    - Esempi: Loperamide (Imodium®), Racecadotril (Tiorfan®)
    - Indicazioni : Diarrea acuta o cronica.

- Lassativi :
  - Esempi: Bisacodile (Dulcolax®), Macrogol (Forlax®), Lattulosio (Duphalac®)
  - Indicazioni: costipazione.
- Antiemetici :
  - Esempi: Ondansetron (Zophren®), Granisetron (Kytril®)
  - Indicazioni: nausea e vomito, compresi quelli indotti dalla chemioterapia.
- Agenti antinfiammatori per il tratto digestivo:
  - Esempi: Mesalazina (Pentasa®), Budesonide (Entocort®)
  - Indicazioni: malattia di Crohn, rettocolite emorragica.
- Antibiotici specifici per il tratto digestivo :
  - Esempi: Rifaximina (Xifaxan®)
  - Indicazioni: sindrome dell'intestino irritabile con diarrea predominante, encefalopatia epatica.
- Agenti antivirali :
  - Esempi: Entecavir (Baraclude®), Tenofovir (Viread®)
  - Indicazioni: epatite cronica B.
- Protettori epatici :
  - Esempi: acido ursodesossicolico (Delursan®)
  - Indicazioni: colangite biliare primaria, cirrosi biliare.
- Probiotici :
  - Esempi: Lactobacillus, Bifidobacterium
  - Indicazioni: mantenimento della flora intestinale, prevenzione e trattamento della diarrea associata agli antibiotici.

Questo elenco è solo una panoramica dei farmaci utilizzati in gastroenterologia. È essenziale che gli infermieri comprendano non solo le indicazioni, ma anche le interazioni, gli effetti collaterali e le controindicazioni di questi farmaci, per garantire che i pazienti siano trattati in modo sicuro.

Interazioni farmacologiche da tenere d'occhio.

Le interazioni farmacologiche sono cambiamenti nell'efficacia o nella tossicità di un farmaco quando viene somministrato con un altro farmaco, un alimento o persino una bevanda. In gastroenterologia, data l'ampia gamma di farmaci utilizzati, è essenziale monitorare attentamente queste interazioni per garantire la sicurezza del paziente. Ecco alcune interazioni farmacologiche comuni e importanti nel settore:

- Inibitori della pompa protonica (PPI) :
    - **Clopidogrel**: gli IPP possono ridurre l'efficacia del clopidogrel, aumentando il rischio di eventi cardiovascolari.
    - **Antimicotici azolici**: Gli IPP possono ridurre l'assorbimento degli antimicotici azolici come il ketoconazolo e l'itraconazolo.
- Antispastici :
    - **Anticolinergici**: la combinazione di antispastici con altri farmaci anticolinergici può aumentare il rischio di effetti collaterali come secchezza delle fauci, costipazione e confusione.
- Procinetici (ad esempio, metoclopramide) :
    - **Antipsicotici**: aumento del rischio di effetti extrapiramidali quando metoclopramide e antipsicotici vengono assunti insieme.
    - **Digossina**: la metoclopramide può aumentare l'assorbimento della digossina, aumentando così il rischio di tossicità.

- **Mesalazina** (usata nella malattia infiammatoria intestinale) :
    - **Azatioprina e 6-mercaptopurina**: la combinazione può aumentare il rischio di mielosoppressione.
- Rifaximina :
    - **Anticoagulanti orali**: la Rifaximina può aumentare i livelli degli anticoagulanti orali, aumentando il rischio di sanguinamento.
- Lassativi stimolanti (ad esempio, Bisacodyl) :
    - **Diuretici e corticosteroidi**: aumento del rischio di squilibrio elettrolitico e disidratazione.
- Agenti antinfiammatori per il tratto digestivo (come la budesonide):
    - **Inibitori del CYP3A4** (es. ketoconazolo, eritromicina): aumento del rischio di tossicità sistemica dovuta a budesonide.
- Acido ursodesossicolico :
    - **Clofibrato, contraccettivi orali ed estrogeni**: questi farmaci possono aumentare la secrezione epatica di colesterolo, riducendo l'efficacia dell'acido ursodesossicolico.

Queste interazioni sono solo alcune delle tante possibili in gastroenterologia. Il monitoraggio delle interazioni farmacologiche è una responsabilità condivisa da medici, infermieri e farmacisti. Una comunicazione aperta e continua tra questi professionisti è fondamentale per prevenire le interazioni indesiderate e garantire un'assistenza ottimale al paziente.

Amministrazione e supervisione effetti collaterali.

Il modo in cui un farmaco viene somministrato può influenzare notevolmente la sua efficacia, mentre il monitoraggio degli effetti collaterali è fondamentale per garantire la sicurezza del paziente. In gastroenterologia, come in altre specialità mediche, la conoscenza di entrambi questi aspetti è fondamentale.

Somministrazione di farmaci:
- **Via di somministrazione**: alcuni farmaci possono essere somministrati per via orale, endovenosa, rettale o sottocutanea. La scelta della via di somministrazione dipende dalle condizioni del paziente, dalla natura del farmaco e dal suo meccanismo d'azione.
- **Tempi di somministrazione**: alcuni farmaci, come gli IPP, sono più efficaci se somministrati prima dei pasti, per massimizzare il loro effetto sulla riduzione dell'acidità gastrica.
- **Interazioni alimentari**: alcuni farmaci possono interagire con il cibo, riducendone l'assorbimento o aumentando il rischio di effetti collaterali. Per esempio, l'assunzione di alcol con alcuni farmaci può aggravare i danni al fegato o aumentare il rischio di emorragie.

Monitoraggio degli effetti collaterali :
- Effetti gastrointestinali comuni :
  - Diarrea, costipazione, nausea, vomito.
  - Dolore addominale, gonfiore.
  - Cambiamenti nel colore o nella consistenza delle feci.
- Effetti sistemici :
  - Eruzioni cutanee, prurito.
  - Vertigini, mal di testa, confusione.
  - Cambiamenti nella funzione renale o epatica, che possono essere valutati con esami del sangue.
- Reazioni allergiche :
  - Orticaria, edema, difficoltà respiratorie.

96

- In caso di reazione allergica grave, è necessario un intervento rapido.
- **Monitoraggio dei segni vitali**: alcuni farmaci possono influenzare la pressione sanguigna, la frequenza cardiaca o la respirazione.
- **Effetti a lungo termine**: alcuni farmaci, se utilizzati a lungo termine, possono avere effetti collaterali cumulativi o effetti ritardati. È essenziale sottoporsi ad appuntamenti regolari per monitorare questi effetti.
- **Monitorare le interazioni farmacologiche**: la combinazione di più farmaci può portare a nuovi effetti collaterali o rafforzare gli effetti indesiderati di ciascun farmaco.
- **Educazione del paziente**: I pazienti devono essere informati sui potenziali effetti collaterali dei farmaci che assumono. Una comunicazione aperta consentirà ai pazienti di segnalare rapidamente eventuali effetti avversi, migliorando così la loro sicurezza.

La corretta somministrazione dei farmaci e l'attento monitoraggio degli effetti collaterali sono essenziali per una gestione sicura ed efficace dei pazienti gastroenterologici. Gli infermieri svolgono un ruolo chiave in questo senso, agendo come prima linea di difesa nell'identificare e gestire gli effetti collaterali dei farmaci.

Capitolo 12

CURA POST-OPERATORIA SPECIFICA

Gestione del dolore
e complicazioni post-chirurgiche.

Il dolore e le complicazioni post-chirurgiche sono preoccupazioni comuni in gastroenterologia, data la natura invasiva di molte procedure. Gli infermieri, insieme all'intera équipe medica, svolgono un ruolo essenziale nel gestire, prevenire e alleviare questi problemi.

1. Gestione del dolore:
Valutazione del dolore :
- Uso di scale del dolore, come la scala analogica visiva, per quantificare il dolore.
- Prenda in considerazione fattori come la localizzazione, la durata, l'intensità e il tipo di dolore (trafittivo, bruciante, ecc.).

Interventi farmacologici :
- Analgesici non oppioidi: paracetamolo, farmaci antinfiammatori non steroidei (FANS), ecc.
- Analgesici oppioidi: morfina, ossicodone, ecc.
- Farmaci ausiliari: antispastici, antidepressivi triciclici o antiepilettici per il dolore neuropatico.

Interventi non farmacologici :
- Tecniche di rilassamento e meditazione.
- Applicazione di calore o freddo sulla zona dolorosa.
- Terapie complementari come l'agopuntura e la terapia di massaggio.

2. Complicazioni post-chirurgiche:
Infezioni :
- Monitorare i segni di infezione come febbre, arrossamento, trasudamento purulento ed edema.
- Somministrazione di antibiotici profilattici o terapeutici come indicato.

Emorragia :
- Monitoraggio regolare delle medicazioni e dei drenaggi per rilevare un'emorragia eccessiva.

- Monitoraggio dei parametri ematici come l'emoglobina e l'ematocrito.
- Somministrazione di prodotti ematici come richiesto.

Ileo postoperatorio (rallentamento o arresto del transito intestinale) :
- Monitoraggio dei suoni intestinali.
- Incoraggiare la mobilitazione precoce.
- Gestione della nutrizione, iniziando con liquidi chiari e poi passando con cautela al cibo solido.

Complicazioni polmonari (come atelettasia o polmonite) :
- Incoraggi gli esercizi di respirazione profonda e la tosse.
- Uso di uno spirometro incentivante.
- Mobilitazione precoce del paziente.

Tromboembolia venosa :
- Uso di calze compressive o di dispositivi di compressione pneumatica.
- Mobilitazione precoce.
- Profilassi farmacologica con anticoagulanti, se indicato.

Complicazioni legate alla ferita :
- Cerchi i segni di deiscenza (separazione dei bordi della ferita) o di eviscerazione (sporgenza degli organi interni attraverso la ferita).
- Mantenga la ferita pulita e asciutta.

La gestione del dolore e delle complicanze post-chirurgiche è un equilibrio delicato che richiede un monitoraggio costante e un intervento rapido. Gli infermieri di gastroenterologia devono lavorare a stretto contatto con i chirurghi, gli anestesisti e gli altri membri dell'équipe sanitaria per garantire il comfort e la sicurezza dei pazienti durante il loro recupero.

Monitoraggio segni di complicazioni.

Il monitoraggio è un elemento chiave nella gestione dei pazienti gastroenterologici. L'identificazione precoce dei segni di potenziali complicazioni può fare la differenza tra un esito favorevole e un deterioramento clinico. Ecco una panoramica dei principali segnali a cui prestare attenzione:

1. Complicazioni post-endoscopiche :
   - **Perforazione**: dolore addominale intenso, distensione, febbre, assenza di gas o feci.
   - **Emorragia**: Presenza di sangue nel vomito o nelle feci, melena (feci nere e catramose).

2. Complicazioni post-chirurgiche:
   - **Infezioni**: febbre, arrossamento, calore o trasudamento dalla ferita chirurgica, brividi.
   - **Emorragia**: Anemia, pallore, tachicardia, ipotensione, sanguinamento attivo dalla ferita.
   - **Tromboembolia venosa**: dolore, arrossamento, gonfiore di un arto, mancanza di respiro, dolore al petto.

3. Complicazioni associate alla malattia:
   - **Ostruzione intestinale**: distensione addominale, vomito, costipazione, assenza di gas.
   - **Emorragia digestiva**: vomito di sangue, melena, pallore, calo della pressione sanguigna.
   - **Peritonite**: dolore addominale intenso, rigidità dell'addome, febbre.

4. Complicazioni da farmaci :
   - **Epatotossicità**: ittero (ingiallimento della pelle o degli occhi), urine scure, affaticamento, dolore addominale.
   - **Reazioni allergiche**: eruzione cutanea, prurito, gonfiore del viso o della gola, difficoltà respiratorie.

5. Disidratazione e squilibri elettrolitici :
   - **Disidratazione**: sete intensa, bocca secca, urina scura, debolezza, vertigini.
   - **Squilibri elettrolitici**: crampi muscolari, debolezza, palpitazioni, edema.

6. Complicazioni della steatosi epatica :
   - **Cirrosi**: ittero, ascite (accumulo di liquido nell'addome), facilità di sanguinamento, edema.

7. Pancreatite acuta :
   - Dolori addominali intensi, nausea, vomito, febbre, tachicardia.

È essenziale un monitoraggio attivo e regolare dei segni vitali, dei parametri biologici e dei sintomi clinici del paziente. Anche la comunicazione è essenziale: i pazienti devono essere incoraggiati a segnalare qualsiasi sintomo insolito o preoccupante. L'intervento precoce in caso di complicazioni può spesso migliorare i risultati e minimizzare i danni. Gli infermieri, in prima linea in questa sorveglianza, svolgono un ruolo centrale nell'individuazione e nella gestione delle complicanze in gastroenterologia.

Riabilitazione ed educazione del paziente dopo l'intervento chirurgico.

Dopo un intervento di gastroenterologia, la riabilitazione e l'educazione del paziente sono essenziali per promuovere un recupero rapido, ridurre al minimo il rischio di complicazioni e garantire una migliore qualità di vita a lungo termine. Ecco una panoramica dettagliata di questa fase post-intervento:

1. Riabilitazione fisica :
   - **Mobilitazione precoce**: incoraggiare il paziente ad alzarsi, camminare e muoversi non appena autorizzato dall'équipe medica, per evitare le complicazioni associate all'immobilità, come la trombosi venosa.
   - **Esercizi di respirazione**: insegnare e incoraggiare tecniche come la respirazione profonda e l'uso di uno spirometro incentivante per prevenire le complicazioni polmonari.
   - **Alimentazione progressiva**: iniziare con liquidi chiari, poi passare a cibi più solidi, tenendo conto delle raccomandazioni specifiche legate all'intervento.

2. Gestione del dolore :
   - **Farmaci**: informare il paziente su come e quanto spesso assumere gli analgesici e sugli eventuali effetti collaterali.
   - **Metodi non farmacologici**: incoraggiare tecniche come il rilassamento, la meditazione o l'applicazione di calore per alleviare il dolore.

3. Cura delle ferite :
   - **Manutenzione**: istruire il paziente sulla pulizia quotidiana della ferita, su come riconoscere i segni di infezione e su come cambiare la medicazione, se necessario.
   - **Monitoraggio**: segnalare i segni di complicazioni, come sanguinamento eccessivo, separazione dei bordi della ferita o rilascio di liquidi insoliti.

4. Educazione alla droga :
   - **Istruzioni**: Assicurare una chiara comprensione del regime farmacologico, delle dosi, dei tempi e della durata del trattamento.
   - **Effetti collaterali**: informazioni sugli effetti collaterali comuni e su cosa fare in caso di reazione avversa.

5. Consigli dietetici :
- **Dieta adattata**: fornire raccomandazioni sugli alimenti da privilegiare o evitare a seconda della natura dell'intervento e delle condizioni specifiche del paziente.
- **Idratazione**: sottolineare l'importanza di un'idratazione adeguata e, se necessario, dare istruzioni sulla quantità e sul tipo di liquidi da assumere.

6. Attività e restrizioni :
- **Ripresa delle attività**: fornire istruzioni per riprendere gradualmente le attività quotidiane, l'esercizio fisico e il lavoro.
- **Restrizioni**: informazioni sulle attività da evitare, come il sollevamento di oggetti pesanti, durante il periodo di recupero.

7. Follow-up medico :
- **Appuntamenti**: Ricorda ai pazienti l'importanza delle visite di controllo per monitorare la guarigione e individuare eventuali complicazioni.
- **Comunicazione**: incoraggiare i pazienti a comunicare apertamente con l'équipe medica in caso di dubbi o sintomi inattesi.

Il periodo post-operatorio è un momento cruciale che richiede un'attenzione particolare. Una riabilitazione e un'educazione adeguate non solo supportano il recupero, ma migliorano anche l'autonomia del paziente, consentendogli di svolgere un ruolo attivo nel proprio processo di recupero.

Capitolo 13

ASPETTI PSICOLOGICI IN GASTROENTEROLOGIA

Gestire l'ansia
relativi alle procedure e alla diagnostica.

La paura dell'ignoto, la paura dei risultati o semplicemente il disagio associato a una procedura medica possono essere una delle principali fonti di ansia per i pazienti di gastroenterologia. Gestire quest'ansia è essenziale per garantire il benessere del paziente e il successo della procedura.

1. Educazione e informazione :
   - **Spiegazione chiara**: descrivere la procedura o la diagnosi in termini semplici, spiegando perché è necessaria e come verrà eseguita.
   - **Materiale visivo**: utilizzi opuscoli, video o diagrammi per illustrare e chiarire il processo.
   - **Domande e risposte**: incoraggiare il paziente a fare domande e a rispondere con pazienza ed empatia.

2. Preparazione psicologica :
   - **Tecniche di rilassamento**: insegnare ai pazienti metodi come la respirazione profonda, la meditazione e la visualizzazione.
   - **Sostegno emotivo**: offrire ascolto attivo, convalidare i sentimenti del paziente e fornire uno spazio sicuro per esprimere le preoccupazioni.

3. L'ambiente giusto:
   - **Atmosfera rilassante**: Assicuri un ambiente calmo, con luci soffuse, musica soft o suoni rilassanti, se possibile.
   - **Riservatezza**: garantire uno spazio privato per consultazioni, esami e discussioni delicate.

4. Supporto :
- **Presenza di un parente**: se il paziente lo desidera, un familiare o un amico può accompagnarlo agli appuntamenti o alle operazioni.
- **Sostegno tra pari**: incoraggiare i pazienti a partecipare a gruppi di sostegno dove possono condividere le loro esperienze e ascoltare quelle degli altri.

5. Strategie farmacologiche :
- **Ansiolitici**: in alcuni casi, possono essere prescritti dei farmaci per ridurre l'ansia prima di un intervento. È fondamentale discutere i benefici, i rischi e i possibili effetti collaterali.

6. Feedback post-procedura :
- **Discussione aperta**: dopo l'intervento, si prenda il tempo necessario per parlare con il paziente, rispondere alle sue domande e fare un debriefing su ciò che è andato bene o su ciò che è stato difficile.
- **Strategie di miglioramento**: sollecitare il feedback dei pazienti sulla loro esperienza per ottimizzare la gestione durante le operazioni future.

7. Accesso al supporto psicologico:
- **Psicoterapia**: se necessario, indirizzare il paziente a un terapeuta o psicologo specializzato nel supporto di pazienti con malattie croniche o che devono affrontare interventi medici.
- **Consulenza**: offre sessioni con un consulente sanitario specializzato per aiutare a gestire l'ansia e le preoccupazioni relative alla diagnosi o al trattamento.

Riconoscere e affrontare l'ansia dei pazienti è fondamentale per un'assistenza olistica. Comprendendo e affrontando le loro paure, gli operatori sanitari possono migliorare notevolmente l'esperienza del paziente e, di conseguenza, i risultati clinici.

Supporto psicologico per le malattie croniche.

La gestione di malattie croniche come il morbo di Crohn, la colite ulcerosa o la cirrosi epatica richiede un approccio olistico, che integri non solo l'assistenza fisica ma anche il supporto psicologico. Di fronte a una diagnosi cronica, i pazienti possono provare una miriade di emozioni, che vanno dalla negazione e dalla rabbia al dolore e all'accettazione. È quindi essenziale fornire un supporto psicologico adeguato per migliorare la qualità di vita e la gestione della malattia.

1. Riconoscere i bisogni emotivi :
   - **Valutazione regolare**: utilizzare strumenti di screening standardizzati per valutare regolarmente l'umore e il benessere emotivo dei pazienti.
   - **Dialogo aperto**: incoraggiare i pazienti a esprimere le loro preoccupazioni, le loro paure e i loro sentimenti riguardo alla malattia.

2. Terapia individuale:
   - **Psicoterapia**: la terapia cognitivo-comportamentale, la terapia di accettazione e impegno o altri metodi possono essere utili per gestire lo stress, l'ansia e la depressione associati a una malattia cronica.
   - **Suggerimento**: le sessioni di consulenza possono aiutare i pazienti a superare le sfide quotidiane della gestione della malattia.

3. Gruppi di sostegno :
   - **Scambio di esperienze**: consentire ai pazienti di condividere le loro esperienze, i loro suggerimenti e i

loro consigli con altri che si trovano nella stessa situazione.
- **Coinvolgere gli specialisti**: Inviti degli esperti a discutere di argomenti specifici, come l'alimentazione, i farmaci o la gestione del dolore.

4. Workshop e formazione:
- **Gestione dello stress**: offra seminari di meditazione, mindfulness o yoga per aiutare a gestire lo stress e l'ansia.
- **Educazione alla malattia**: fornire informazioni sulla malattia, sui trattamenti disponibili e sulle ultime ricerche, per aiutare i pazienti a sentirsi informati e a controllare la situazione.

5. Intervento familiare :
- **Sostegno alla famiglia**: offrire sessioni di informazione e supporto ai familiari per aiutarli a comprendere la malattia e a sostenere efficacemente la persona amata.
- **Terapia familiare**: in alcuni casi, la terapia familiare può essere utile per affrontare le tensioni o le sfide specifiche associate alla malattia.

6. Accesso alle risorse :
- **Documentazione**: fornire opuscoli, libri e altro materiale scritto sulla malattia e sulla sua gestione.
- **Rinvio a specialisti**: Indirizzare i pazienti a psicologi, psichiatri o altri specialisti in base alle loro esigenze specifiche.

7. Aderenza al trattamento :
- **Supporto al follow-up**: aiutare i pazienti a comprendere l'importanza di seguire il trattamento e fornire un supporto per superare le potenziali barriere all'aderenza.

- **Feedback regolare**: incoraggiare i pazienti a esprimere le loro sensazioni sul trattamento e a discutere eventuali modifiche o aggiustamenti che potrebbero essere necessari.

Un supporto psicologico efficace e appropriato può migliorare notevolmente la qualità di vita dei pazienti con patologie gastroenterologiche croniche. Un approccio olistico che tenga conto delle esigenze fisiologiche ed emotive del paziente è essenziale per garantire il miglior risultato possibile.

I rapporti con le famiglie dei pazienti e il loro ruolo nell'assistenza.

La famiglia di un paziente svolge un ruolo fondamentale nella cura del paziente stesso. In gastroenterologia, dove le diagnosi e i trattamenti possono essere complessi e talvolta cronici, la collaborazione con le famiglie è essenziale per un'assistenza completa. Questo rapporto, basato sulla fiducia, sull'empatia e sul rispetto, non solo favorisce il recupero del paziente, ma rafforza anche la partnership terapeutica.

1. Comprensione e informazioni :
   - **Educare le famiglie**: informarle sulla malattia, sui trattamenti e sulle procedure, in modo che possano fornire un supporto informato al paziente.
   - **Sessioni informative**: organizzare incontri regolari per rispondere alle domande delle famiglie e tenerle informate sugli sviluppi.

2. Partecipazione attiva all'assistenza:
   - **Ruolo di collegamento**: la famiglia può svolgere un ruolo essenziale nel trasmettere le informazioni tra

l'équipe medica e il paziente, in particolare se quest'ultimo non è in grado di comunicare.

- **Assistenza domiciliare**: garantire una transizione agevole quando il paziente torna a casa, formando le famiglie all'assistenza di base o alla somministrazione di farmaci.

3. Gestione delle emozioni:
   - **Sostegno psicologico**: riconoscere che anche le famiglie possono provare ansia o stress di fronte alla malattia di una persona cara, e offrire loro risorse per aiutarle ad affrontare la situazione.
   - **Spazio di espressione**: offrire un ambiente sicuro in cui le famiglie possano condividere le loro preoccupazioni, paure e speranze.

4. Decisioni mediche :
   - **Processo decisionale congiunto**: Includere la famiglia nelle decisioni mediche, soprattutto se il paziente non è in grado di decidere da solo, per rispettare i desideri e i valori del paziente.
   - **Pianificazione anticipata delle cure**: incoraggiare le famiglie a discutere le direttive anticipate con il paziente, per essere preparati a qualsiasi eventualità.

5. Rispetto e integrazione culturale:
   - **Comprendere i valori della famiglia**: ogni famiglia ha le proprie convinzioni, valori e tradizioni. È importante riconoscerli e incorporarli nel piano di assistenza.
   - **Servizi di interpretariato**: garantire che le famiglie che parlano altre lingue o hanno esigenze culturali specifiche abbiano le risorse necessarie per capire ed essere capite.

6. Supporto alla fine della vita:
   - **Assistenza palliativa**: lavorare a stretto contatto con le famiglie quando il paziente si avvicina alla fine della vita, assicurandosi che siano sostenute, informate e coinvolte nelle decisioni.

Lavorare a stretto contatto con le famiglie nel reparto di gastroenterolgia non solo rende la famiglia un partner nell'assistenza, ma migliora anche il benessere generale del paziente. Il rapporto infermiere-famiglia deve basarsi sul rispetto reciproco, sulla fiducia e sulla comunicazione aperta, garantendo la migliore assistenza possibile per il paziente.

Capitolo 14

ETICA E DEONTOLOGIA IN GASTROENTEROLOGIA

Rispetto dell'autonomia del paziente e il consenso informato.

Nel vasto mondo della medicina, e della gastroenterologia in particolare, il rispetto dell'autonomia del paziente è una pietra miliare della pratica etica. Questa autonomia significa che ogni individuo ha il diritto inalienabile di prendere decisioni sulla propria salute. Queste decisioni, tuttavia, devono essere basate su una piena e chiara comprensione degli interventi medici proposti, delle loro implicazioni e dei potenziali rischi associati. È qui che entra in gioco il principio del consenso informato.

Il consenso informato non è solo una formalità amministrativa o una firma su un documento. È un processo dinamico, una conversazione continua tra il paziente e l'équipe medica. Questo dialogo consente al paziente di comprendere appieno la natura della procedura o del trattamento, i suoi potenziali benefici, i rischi associati e le alternative disponibili.

In gastroenterologia, ad esempio, prima di un'endoscopia o di una colonscopia, è fondamentale che il paziente comprenda non solo i dettagli della procedura stessa, ma anche le ragioni per cui è raccomandata, le eventuali complicazioni e le opzioni di trattamento alternative. Questo assicura che il paziente non subisca passivamente il trattamento, ma sia un partecipante attivo e informato.
L'équipe medica, da parte sua, è responsabile non solo di fornire tutte le informazioni pertinenti, ma anche di assicurarsi che il paziente le abbia comprese. A tal fine, può essere necessario riformulare, illustrare con esempi o utilizzare ausili visivi. I pazienti devono sentirsi liberi di fare domande, esprimere dubbi o riserve e prendersi il tempo necessario per riflettere sulla loro decisione.

Ma al di là dell'aspetto informativo, il rispetto dell'autonomia del paziente e il consenso informato comprendono una dimensione profondamente umana ed emotiva. Significa riconoscere l'unicità di ogni individuo, le sue preoccupazioni, le sue paure, le sue aspirazioni e i suoi valori. In alcuni casi, soprattutto quando si trovano di fronte a decisioni con conseguenze di vasta portata, i pazienti possono avere bisogno di un supporto psicologico o di una guida per aiutarli a fare una scelta informata.

In gastroenterologia, come in tutte le discipline mediche, il rispetto dell'autonomia del paziente e il consenso informato sono più che semplici obblighi legali o etici. Rappresentano la quintessenza della medicina rispettosa e centrata sul paziente, dove ogni intervento è il frutto di una decisione condivisa e pienamente informata.

Gestire i dilemmi etici comuni.

La medicina, con la sua complessa gamma di situazioni e decisioni, è un terreno fertile per i dilemmi etici. In gastroenterologia, come in altre specialità mediche, gli operatori sanitari si trovano spesso di fronte a scelte delicate che sfidano il loro senso della moralità e dell'etica.

1. Autonomia rispetto ai benefici medici :
Una delle tensioni etiche più comuni è quella tra il rispetto dell'autonomia del paziente e il desiderio del medico di agire nel miglior interesse medico del paziente. Un paziente può, ad esempio, rifiutare una colonscopia nonostante i segnali clinici preoccupanti. In questi casi, il team medico deve soppesare il diritto del paziente di rifiutare il trattamento rispetto ai potenziali benefici della procedura.

2. La piena divulgazione rispetto alla protezione del paziente:

Quante informazioni devono essere fornite al paziente? A volte troppe informazioni possono causare un'ansia inutile, ma non fornirne abbastanza potrebbe compromettere il consenso informato. Si tratta di trovare un equilibrio tra la divulgazione completa e la protezione del benessere emotivo del paziente.

3. Gestire le aspettative irrealistiche:

Alcuni pazienti possono avere aspettative irrealistiche sull'esito di un trattamento o di una procedura. Il gastroenterologo si trova quindi di fronte al dilemma di cercare di soddisfare i desideri del paziente o di stabilire dei limiti basati su criteri medici ed etici.

4. Conflitti di interesse:

La medicina moderna, con i suoi progressi tecnologici e i legami con l'industria, può presentare situazioni in cui gli interessi finanziari o di ricerca possono entrare in conflitto con il benessere del paziente. È fondamentale identificare questi conflitti e gestirli in modo trasparente.

5. Decisioni di fine vita:

In gastroenterologia, possono sorgere decisioni complesse, soprattutto nel caso di pazienti con malattie terminali come alcuni tipi di cancro. La questione se prolungare il trattamento, introdurre misure palliative o interrompere alcuni trattamenti può essere fonte di profondi dilemmi etici.

6. Riservatezza :

Il rispetto della privacy e della riservatezza è essenziale, ma possono verificarsi situazioni in cui l'interesse pubblico o il benessere degli altri possono giustificare la divulgazione di informazioni, come nel caso di malattie contagiose.

Di fronte a questi dilemmi, è essenziale che i gastroenterologi e l'intera équipe medica dispongano di un solido quadro etico, spesso basato su principi come l'autonomia, la beneficenza, la non-maleficenza e la giustizia. Inoltre, l'uso di comitati etici ospedalieri può fornire una preziosa prospettiva esterna per navigare in queste questioni delicate.

Al centro di questi dilemmi c'è sempre il benessere del paziente, ed è con empatia, rispetto e integrità che si devono affrontare queste sfide etiche.

Riservatezza e diritti del paziente.

La riservatezza è un pilastro essenziale del rapporto medico-paziente. È la garanzia della fiducia che i pazienti ripongono nei loro curanti, sapendo che le informazioni sensibili che condividono saranno utilizzate solo nell'ambito delle cure mediche. In gastroenterologia, come in altre specialità, la riservatezza è di particolare importanza.

La riservatezza: un diritto fondamentale

Il diritto alla riservatezza è sancito da molti codici di etica medica in tutto il mondo. Questo diritto stabilisce che tutte le informazioni relative al paziente, sia che riguardino la sua storia medica, gli esami, i trattamenti o qualsiasi altro aspetto della sua cura, devono rimanere strettamente confidenziali. In gastroenterologia, ciò può includere informazioni dettagliate sulla salute dell'apparato digerente del paziente, procedure come la colonscopia o diagnosi come la malattia infiammatoria intestinale.

Limiti ed eccezioni alla riservatezza

Sebbene la riservatezza sia un principio fondamentale, non è assoluta. Ci sono alcune situazioni in cui la divulgazione di informazioni può essere giustificata:

- **Consenso del paziente**: se un paziente acconsente esplicitamente alla condivisione di determinate informazioni, ad esempio con altri specialisti per un secondo parere, si può rinunciare alla riservatezza.
- **Interesse prevalente**: in rare situazioni, la divulgazione di informazioni mediche può essere necessaria per proteggere la salute pubblica o prevenire un pericolo imminente per il paziente o altri.
- **Obblighi legali**: alcuni Paesi o giurisdizioni possono richiedere la divulgazione di informazioni mediche in circostanze specifiche, come il rilevamento di alcune malattie contagiose.

Diritti dei pazienti
Oltre alla riservatezza, i pazienti hanno una serie di diritti:
- **Accesso alle informazioni**: ogni paziente ha il diritto di accedere alla propria cartella clinica, di ottenerne una copia e di richiedere chiarimenti su qualsiasi elemento in essa contenuto.
- **Correzione dei dati**: se un paziente ritiene che le informazioni contenute nella sua cartella siano errate, ha il diritto di chiederne la correzione.
- **Consenso informato**: nessuna procedura medica può essere eseguita senza il consenso libero e informato del paziente. Ciò significa che il paziente deve essere pienamente informato delle implicazioni, dei rischi e dei benefici della procedura.
- **Rifiuto del trattamento**: tutti i pazienti hanno il diritto di rifiutare un trattamento o un'operazione, anche se ciò va contro le raccomandazioni mediche.

La riservatezza e il rispetto dei diritti dei pazienti sono più che semplici obblighi legali o etici. Incarnano l'essenza di una pratica medica rispettosa e incentrata sul paziente, in cui ogni individuo viene riconosciuto e trattato con dignità, rispetto e gentilezza. In gastroenterologia, come in tutti i campi medici, questi principi guidano ogni interazione, ogni diagnosi e ogni trattamento, garantendo un'assistenza di qualità che rispetta i diritti fondamentali di ogni paziente.

CAPITOLO 15

L'IMPORTANZA DI RICERCA CLINICA

Partecipazione a studi clinici e test.

La ricerca medica è in continua evoluzione, alla ricerca di modi migliori per trattare, diagnosticare o addirittura prevenire le malattie. In gastroenterologia, ciò è particolarmente rilevante data la complessità e la diversità dei disturbi dell'apparato digerente. Gli studi clinici e le sperimentazioni terapeutiche sono passi essenziali per tradurre le scoperte scientifiche in interventi clinici benefici per i pazienti.

Perché partecipare agli studi clinici?
- **Progressi medici**: gli studi clinici vengono utilizzati per valutare nuovi trattamenti, nuovi approcci terapeutici o nuove tecniche diagnostiche.
- **Accesso a trattamenti innovativi**: i partecipanti possono avere accesso a nuovi trattamenti che non sono ancora ampiamente disponibili.
- **Contributo alla scienza**: partecipare a una sperimentazione clinica significa contribuire al progresso della scienza medica e, potenzialmente, aiutare i futuri pazienti.

Considerazioni importanti per gli infermieri
- **Educazione del paziente**: Gli infermieri svolgono un ruolo chiave nell'informare i pazienti sull'andamento delle sperimentazioni e sui potenziali benefici e rischi.
- **Aumento del monitoraggio**: i pazienti che partecipano alle sperimentazioni possono dover essere monitorati più attentamente per eventuali effetti collaterali.
- **Reporting e documentazione**: l'accuratezza è fondamentale. Gli infermieri devono assicurarsi che tutti i risultati, le osservazioni e gli interventi siano registrati meticolosamente.

Consenso informato

Qualsiasi paziente potenzialmente idoneo a una sperimentazione clinica deve dare il proprio consenso informato. Ciò significa che deve essere pienamente informato sugli obiettivi dello studio, sulle procedure coinvolte, sui potenziali benefici e rischi e sul diritto di ritirarsi dallo studio in qualsiasi momento, senza pregiudicare le cure.

Etica delle sperimentazioni cliniche

Le sperimentazioni cliniche sono regolate da rigorosi standard etici per garantire la sicurezza e il benessere dei partecipanti. Tutti gli studi devono essere approvati da un comitato etico indipendente prima di iniziare. Inoltre, la riservatezza dei partecipanti deve essere preservata in ogni momento.

Prospettive per i pazienti

Mentre alcuni pazienti possono trarre benefici diretti dalla partecipazione a una sperimentazione clinica, altri possono non vedere alcun beneficio diretto. Tuttavia, contribuire alla ricerca medica è di per sé gratificante.

Gli studi clinici e le sperimentazioni terapeutiche in gastroenterologia offrono l'opportunità di far progredire la scienza medica e di fornire soluzioni innovative alle sfide poste dalle malattie dell'apparato digerente. Gli infermieri, in quanto attori chiave nella gestione del paziente, hanno un ruolo essenziale nel garantire che questi studi si svolgano senza intoppi, fornendo una comunicazione efficace, un monitoraggio attento e una documentazione accurata.

L'infermiera come collegamento tra pazienti e ricerca.

Gli infermieri occupano una posizione unica nel mondo dell'assistenza sanitaria, grazie alla loro vicinanza e alla costante interazione con i pazienti. Oltre alle loro responsabilità cliniche, gli infermieri svolgono un ruolo cruciale come ponte tra il paziente e il vasto campo della ricerca medica. Nella specialità della gastroenterologia, questo ruolo è ancora più importante, visto il rapido sviluppo delle conoscenze e dei trattamenti in questo campo.

Facilitatore di informazioni
- **Demistificare la ricerca**: gli infermieri hanno la capacità di tradurre il complesso gergo medico in termini più accessibili ai pazienti, aiutandoli a comprendere i problemi, gli obiettivi e i processi coinvolti negli studi clinici.
- **Discussione delle opzioni**: il medico può presentare al paziente i vari studi o sperimentazioni cliniche disponibili, spiegando i potenziali benefici e i rischi associati.

Valutazione dell'idoneità
L'infermiera, che conosce bene il paziente, è in grado di valutare se il paziente è un buon candidato per uno studio clinico specifico. Questa valutazione prende in considerazione la salute generale del paziente, la sua anamnesi e altri criteri specifici per ogni studio.

Supporto emotivo
La prospettiva di partecipare a uno studio clinico può essere fonte di ansia per alcuni pazienti. La presenza rassicurante dell'infermiere può fornire un sostegno

emotivo, ascoltare le preoccupazioni dei pazienti e rispondere alle loro domande.

Monitoraggio rigoroso

Durante lo studio, l'infermiere svolge un ruolo essenziale nel follow-up del paziente. Si assicura che i protocolli siano seguiti, monitora e documenta eventuali effetti collaterali e garantisce che qualsiasi intervento o farmaco sia somministrato correttamente.

Promuovere la ricerca

Attraverso la loro testimonianza e il loro impegno, gli infermieri possono incoraggiare altri pazienti a prendere in considerazione la partecipazione a studi clinici, rafforzando così l'importanza della ricerca per il progresso dell'assistenza gastroenterologica.

Formazione continua

Per rimanere un collegamento efficace tra il paziente e la ricerca, gli infermieri devono impegnarsi in una formazione continua. Ciò consente loro di tenersi aggiornati sugli ultimi progressi della gastroenterologia e sulle nuove metodologie di ricerca.

L'infermiere di gastroenterologia non è solo un fornitore di cure, ma anche un vero ambasciatore della ricerca. Educano, informano, sostengono e guidano i pazienti attraverso il mondo talvolta complesso della ricerca medica. Grazie alla loro posizione unica, gli infermieri contribuiscono attivamente ad avvicinare la scienza alle persone che intendono aiutare, rendendo i pazienti partner attivi nello sviluppo della medicina.

I recenti progressi di ricerca in gastroenterologia.

Il campo della gastroenterologia è in continua evoluzione, grazie alle incessanti scoperte scientifiche. Questi progressi offrono nuove prospettive di trattamento e migliorano la qualità di vita dei pazienti affetti da disturbi gastrointestinali. Ecco una panoramica di alcuni importanti progressi emersi dalla ricerca recente in questa specialità:

Microbiota intestinale e salute
- **Studi sul microbioma**: studi dettagliati sul microbioma intestinale hanno evidenziato il suo ruolo cruciale in molti aspetti della nostra salute, dalla malattia infiammatoria intestinale al diabete e persino ad alcuni disturbi neurologici.
- **Terapie basate sul microbiota**: l'uso del trapianto di microbiota fecale per trattare le infezioni ricorrenti *da Clostridium difficile* è un esempio di terapia innovativa derivante da questa ricerca.

Tecnologie endoscopiche avanzate
- **Capsule endoscopiche**: queste piccole telecamere, che vengono inghiottite come una pillola, consentono di visualizzare aree dell'apparato digerente che in precedenza erano inaccessibili senza un intervento chirurgico.
- **Endoscopia confocale**: questa tecnologia consente di ottenere immagini microscopiche della mucosa intestinale durante l'endoscopia, fornendo una diagnosi precoce dei cambiamenti patologici.

Trattamento della malattia infiammatoria intestinale (IBD)
- **Terapie biologicamente mirate**: Trattamenti come gli inibitori anti-TNF o JAK hanno rivoluzionato la gestione dell'IBD, offrendo sollievo a molti pazienti resistenti ai trattamenti tradizionali.

- **Studi sulla dieta**: la ricerca ha evidenziato l'importanza della dieta nella gestione dell'IBD, portando a nuove raccomandazioni dietetiche.

Diagnosi precoce e trattamento dei tumori gastrointestinali

- **Tecniche di screening avanzate**: L'uso dell'intelligenza artificiale nell'endoscopia consente di individuare con maggiore precisione le lesioni precancerose.
- **Terapie mirate e immunoterapie**: questi nuovi approcci hanno mostrato risultati promettenti nel trattamento di alcuni tumori gastrointestinali avanzati.

Il ruolo della dieta nei disturbi gastrointestinali

- **Diete FODMAP**: la ricerca ha dimostrato l'efficacia delle diete a basso contenuto di FODMAP nella gestione dei sintomi della sindrome dell'intestino irritabile.
- **Il ruolo del glutine**: oltre alla celiachia, la sensibilità al glutine non celiaca è un'area di ricerca attiva, volta a comprendere e trattare meglio questo disturbo.

Meccanismi del dolore gastrointestinale

La ricerca ha fatto luce sui complessi meccanismi del dolore in condizioni come la sindrome dell'intestino irritabile, aprendo la strada a nuove strategie terapeutiche.

Questi progressi rappresentano solo la punta dell'iceberg di un campo in costante evoluzione. La ricerca in gastroenterologia continua a fornire soluzioni innovative alle sfide mediche, offrendo speranza e una migliore qualità di vita ai pazienti di tutto il mondo.

Capitolo 16

SALUTE
E
BENESSERE
INFERMIERA

Gestire lo stress ed evitare il burnout.

La professione infermieristica, con le sue responsabilità e richieste, può essere particolarmente impegnativa. In gastroenterologia, gli infermieri devono affrontare quotidianamente situazioni complesse, cariche di emozioni e potenzialmente stressanti. La gestione dello stress e la prevenzione del burnout sono quindi essenziali per garantire la qualità dell'assistenza e il benessere degli infermieri.

Riconoscere i segnali di stress e burnout
Il primo passo per gestire lo stress in modo efficace è riconoscere i segnali. Stanchezza persistente, irritabilità, problemi di sonno, riduzione della motivazione, sentimenti di disillusione o inefficienza possono essere tutti indicatori di stress cronico o dell'inizio del burnout.
Implementare le strategie di adattamento
- **Definizione delle priorità e delega**: saper determinare l'urgenza delle situazioni e delegare quando possibile può ridurre il carico di lavoro e la sensazione di essere sopraffatti.
- **Fare delle pause**: fare regolarmente delle brevi pause durante la giornata aiuta a ricaricare le batterie e a ridurre la tensione. Questi momenti possono essere utilizzati per fare stretching, respirare profondamente o semplicemente rilassarsi per qualche minuto.
- **Gestire il suo tempo**: organizzare bene la sua giornata, fissare obiettivi raggiungibili ed evitare la procrastinazione può ridurre lo stress.
Prendersi cura di sé
- **Dieta equilibrata**: un'alimentazione corretta è essenziale per mantenere l'energia e la concentrazione.
- **Attività fisica**: anche un esercizio fisico moderato può aiutare ad alleviare lo stress, a migliorare l'umore e a costruire la resilienza.

- **Sonno di qualità**: una buona notte di sonno è fondamentale per riprendersi da una giornata impegnativa.

Cercare supporto

- **Supervisione e mentoring**: parlare con un supervisore o un mentore può fornire consigli preziosi, una prospettiva diversa e un sostegno emotivo.
- **Sostegno da parte dei colleghi**: condividere le sue esperienze con i colleghi può dare sollievo, in quanto possono comprendere e immedesimarsi nelle sfide che deve affrontare.
- **Chieda consiglio, se necessario**: se lo stress diventa troppo opprimente, può essere utile consultare un professionista della salute, sia esso uno psicologo, un consulente o un altro specialista.

Sviluppo personale e formazione

- **Meditazione e tecniche di rilassamento**: la mindfulness, la meditazione e altre tecniche di rilassamento possono aiutare a gestire lo stress.
- **Formazione continua**: l'acquisizione di nuove competenze può aumentare la fiducia e ridurre il senso di insicurezza.

Impostazione dei limiti

È fondamentale riconoscere i propri limiti e sapere quando dire di no o chiedere aiuto. In questo modo, evita di assottigliarsi troppo e può concentrarsi sui compiti essenziali.

Il benessere degli infermieri di gastroenterologia è essenziale non solo per loro stessi, ma anche per fornire un'assistenza di qualità ai pazienti. Riconoscere, anticipare e gestire lo stress e il burnout può garantire una carriera lunga, soddisfacente e reciprocamente vantaggiosa.

Tecniche di rilassamento e di autocura.

Il mondo medico è spesso impegnativo, soprattutto per gli infermieri che lavorano in specialità come la gastroenterologia. Per continuare a fornire un'assistenza di qualità e mantenere il proprio benessere, è essenziale che gli infermieri adottino tecniche di rilassamento e di autocura. Questi metodi possono aiutare a ridurre lo stress, a prevenire il burnout e a migliorare la qualità della vita.

Respirazione profonda
Uno dei metodi più semplici ma più efficaci per indurre il rilassamento è la respirazione profonda. Le permette di :
- Ridurre la frequenza cardiaca
- Ridurre la tensione muscolare
- Promuovere la concentrazione
- Per esercitarsi, basta sedersi o sdraiarsi comodamente, chiudere gli occhi, inspirare lentamente attraverso il naso, riempire completamente i polmoni e poi espirare lentamente attraverso la bocca.

Meditazione e mindfulness
Queste tecniche hanno guadagnato popolarità grazie ai loro numerosi vantaggi, tra cui :
- Riduzione dello stress
- Miglioramento della concentrazione
- Promuovere un senso di calma e di pace interiore
- Che si tratti di meditazione guidata, di scansione del corpo o di semplice osservazione del respiro, pochi minuti al giorno possono fare una grande differenza.

Esercizio fisico
L'attività fisica è un modo eccellente per :
- Alleviare lo stress
- Migliora l'umore grazie al rilascio di endorfine.
- Mantenere una buona salute generale

- Che si tratti di una camminata veloce, di yoga, di nuoto o di qualsiasi altra forma di esercizio, l'importante è trovare un'attività che le piaccia e praticarla regolarmente.

Tecniche di visualizzazione
La visualizzazione comporta l'immaginazione di un luogo o di una situazione che evoca il rilassamento. Le permette di :
- Distogliere la mente dalle preoccupazioni quotidiane
- Coltivare sentimenti positivi
- Questa tecnica può essere particolarmente utile prima di una procedura stressante o dopo una giornata difficile.

Diario
Scrivere regolarmente può aiutare a :
- Chiarire i suoi pensieri
- Riconoscere e gestire le emozioni
- Trovare soluzioni ai problemi
- Non è necessario che scriva a lungo, bastano poche righe su come si è sentito durante la giornata.

Cura del corpo
Trattamenti come massaggi, bagni caldi o aromaterapia possono :
- Ridurre la tensione muscolare
- Migliorare la circolazione sanguigna
- Promuovere il rilassamento generale

Disconnessione
In un mondo costantemente connesso, è bene allontanarsi dagli schermi, siano essi computer, telefoni o televisione. Questo le permette di :
- Riduzione della stimolazione mentale
- Promuovere una migliore qualità del sonno
- Riconnettersi con l'ambiente circostante

In definitiva, ogni infermiere deve trovare le tecniche più adatte a sé. L'importante è riconoscere l'importanza della cura di sé e prendersi regolarmente del tempo per ricaricarsi. La salute mentale ed emotiva è fondamentale quanto quella fisica, soprattutto in professioni così impegnative come quella dell'infermiere di gastroenterologia.

Sostegno tra i colleghi e l'importanza della rete professionale.

Nel complesso ed esigente mondo della medicina, e in particolare in specialità come la gastroenterologia, le relazioni professionali sono di fondamentale importanza. La solidarietà tra colleghi e lo sviluppo di una solida rete professionale sono fondamentali per garantire un'assistenza di alta qualità, preservando la salute mentale e il benessere di chi assiste.

Il supporto dei colleghi: un punto di forza insospettato
La collaborazione tra infermieri, medici, assistenti e altri professionisti della sanità è molto più di una semplice dinamica di lavoro. Crea un ambiente di sostegno reciproco in cui :

- **Condividere esperienze**: gli infermieri possono condividere consigli pratici, suggerimenti e tecniche per affrontare situazioni complesse.
- **Comprensione reciproca**: chi meglio di un collega può comprendere le sfide quotidiane, le situazioni stressanti e le emozioni che certi casi clinici possono generare?
- **Sostegno emotivo**: nei momenti difficili, avere un collega con cui parlare, che possa offrire un orecchio comprensivo, è inestimabile.
- **Collaborazione nell'assistenza**: i pazienti spesso beneficiano di un'assistenza multidisciplinare. Una

comunicazione fluida tra le varie parti coinvolte assicura la continuità dell'assistenza e una migliore gestione del caso.

La rete professionale: ampliare i suoi orizzonti
Avere una solida rete professionale va ben oltre le relazioni tra colleghi della stessa azienda. Comporta :

- **Formazione continua**: le conferenze, i seminari e i corsi di formazione sono eccellenti opportunità per incontrare professionisti di altre istituzioni, scambiare pratiche e conoscere gli ultimi progressi.
- **Scambi interospedalieri**: la collaborazione tra diversi ospedali o cliniche può arricchire le pratiche reciproche e migliorare l'assistenza ai pazienti.
- **Opportunità di carriera**: una rete professionale ampliata può aprire le porte a opportunità di lavoro, ricerca e insegnamento.
- **Ricerca e innovazione**: gli infermieri che vogliono impegnarsi nella ricerca possono trovare mentori, partner o collaboratori attraverso la loro rete.

Favorire un ambiente di sostegno
È fondamentale che le strutture sanitarie riconoscano l'importanza del sostegno tra colleghi e della creazione di reti professionali. Questo può assumere la forma di:

- Tempo per il debriefing dopo situazioni complesse.
- Creare gruppi di discussione o di supervisione.
- Incoraggiare la partecipazione a eventi professionali e corsi di formazione.
- Promuovere una cultura di sostegno e rispetto reciproco.

Un'infermiera ben supportata è una professionista più soddisfatta, più competente e quindi più capace di fornire un'assistenza di qualità. In una specialità impegnativa come la gastroenterologia, questa solidarietà professionale non è solo vantaggiosa per gli infermieri, ma è anche essenziale per garantire il benessere dei pazienti.

Capitolo 17

TECNOLOGIA
E
INNOVAZIONE
IN
GASTROENTEROLOGIA

Elettrodomestici e strumenti diagnostici all'avanguardia.

Nel dinamico mondo della medicina, la gastroenterologia si distingue per la rapida adozione di tecnologie avanzate, che consentono una migliore comprensione, una diagnosi accurata e un intervento terapeutico ottimizzato per le malattie gastrointestinali. Questi progressi tecnologici, uniti all'esperienza clinica dei nostri professionisti, hanno rivoluzionato l'assistenza ai pazienti.

L'endoscopio ad alta definizione
L'endoscopia, che esplora l'interno del tratto digestivo, ha beneficiato di una serie di innovazioni. L'introduzione dell'imaging ad alta definizione offre una visione molto migliore delle membrane mucose, consentendo di individuare lesioni minuscole o cambiamenti sottili.

Endomicroscopia confocale
Questa tecnica combina l'endoscopia tradizionale con la microscopia confocale, consentendo di ottenere immagini microscopiche del tessuto in tempo reale. Ciò offre un'accuratezza diagnostica senza precedenti, in particolare per differenziare i tumori benigni da quelli maligni.

Enteroscopia a capsula
Conosciuta anche come "pillcam", si tratta letteralmente di una mini-telecamera inserita in una capsula che il paziente inghiotte. Passa attraverso il sistema digestivo, inviando immagini ad alta definizione dell'intestino tenue, una regione difficilmente accessibile con altri mezzi.

Endoscopia a ultrasuoni (EUS)
Questa tecnica combina endoscopia ed ecografia, fornendo immagini dettagliate delle pareti degli organi digestivi e delle strutture adiacenti. È uno strumento prezioso per valutare tumori, cisti e altre anomalie.

Manometria ad alta risoluzione
Utilizzata per valutare la funzione esofagea, questa tecnologia fornisce una rappresentazione dettagliata delle contrazioni esofagee, aiutando a diagnosticare condizioni come l'acalasia o lo spasmo esofageo diffuso.

La SmartPillola
Si tratta di una capsula ingerita che misura la pressione, il pH e la temperatura in tutto il tratto gastrointestinale. È particolarmente utile per valutare lo svuotamento gastrico e la motilità intestinale.

Misuratore di idrogeno
Questo dispositivo misura la quantità di idrogeno espirato, aiutando a diagnosticare condizioni come l'intolleranza al lattosio o l'eccessiva crescita batterica nell'intestino tenue.

L'importanza della formazione e dell'aggiornamento
Con l'emergere di queste tecnologie all'avanguardia, la formazione continua di infermieri e medici è essenziale. Non solo devono capire come funzionano questi dispositivi, ma anche come interpretare i dati che forniscono, garantendo al contempo la sicurezza e il comfort del paziente.
In conclusione, la gastroenterologia è all'avanguardia nell'adozione della tecnologia in medicina, offrendo strumenti diagnostici e terapeutici sempre più precisi ed efficaci. Questi progressi, combinati con l'esperienza degli operatori sanitari, promettono un'assistenza di migliore qualità e risultati migliori per i pazienti.

La telemedicina e il suo ruolo in consultazione a distanza.

In un mondo sempre più connesso, la telemedicina è emersa come una soluzione innovativa per superare alcune delle tradizionali barriere di accesso all'assistenza sanitaria. In particolare nella gastroenterologia, la telemedicina ha rivoluzionato il modo in cui i pazienti interagiscono con i loro medici e ricevono consigli medici.

Che cos'è la telemedicina?
La telemedicina si riferisce alla fornitura di servizi sanitari a distanza, utilizzando le tecnologie dell'informazione e della comunicazione. Può includere consultazioni mediche in videoconferenza, monitoraggio remoto del paziente, educazione del paziente e persino alcune forme di telemonitoraggio.

I vantaggi della telemedicina in gastroenterologia
- **Accesso migliorato**: la telemedicina elimina i vincoli geografici, consentendo ai pazienti che vivono in aree remote di accedere agli specialisti in gastroenterologia.
- **Risparmio di tempo**: i pazienti non devono più viaggiare o aspettare nelle sale d'attesa, riducendo il tempo dedicato alle consultazioni.
- **Continuità dell'assistenza**: i pazienti possono facilmente seguire il follow-up dopo un'operazione o un trattamento, il che è essenziale per le malattie croniche come la malattia di Crohn o la colite ulcerosa.
- **Prevenzione**: l'accesso precoce a un medico può aiutare a individuare e trattare i problemi in una fase iniziale.

Sfide e considerazioni
- **Sicurezza e riservatezza**: garantire la sicurezza delle informazioni del paziente è fondamentale. Le piattaforme di telemedicina devono essere conformi alle normative sulla protezione dei dati.
- **Qualità dell'assistenza**: è essenziale che la telemedicina non comprometta la qualità

dell'assistenza. Sebbene la consultazione a distanza sia pratica, non può sempre sostituire una valutazione faccia a faccia.

- **Tecnologia e infrastruttura**: la telemedicina richiede un'attrezzatura adeguata e una connessione Internet stabile. Non tutti i pazienti hanno accesso a queste risorse.
- **Formazione e adattamento**: gli operatori sanitari devono essere formati per utilizzare in modo efficace gli strumenti di telemedicina e per adattare le loro capacità comunicative a questo formato.

Il futuro della telemedicina in gastroenterologia
Con la proliferazione dei dispositivi connessi e l'enfasi sull'assistenza centrata sul paziente, è probabile che la telemedicina continuerà a svolgere un ruolo crescente nella gastroenterologia. Ciò potrebbe includere l'integrazione della telemedicina nel telemonitoraggio, con dispositivi come pillole fotografiche o sensori di tracciamento che consentono il monitoraggio in tempo reale dei pazienti.

La telemedicina in gastroenterologia offre un'opportunità unica per ampliare l'accesso alle cure, promuovere la prevenzione e migliorare la qualità di vita dei pazienti. Il suo successo dipenderà dall'adozione diffusa da parte degli operatori sanitari, dall'accettazione da parte dei pazienti e dall'introduzione di regolamenti e protocolli adeguati.

Innovazioni future e il loro potenziale impatto sulla pratica.

La gastroenterologia, come molti altri campi medici, è in costante evoluzione. Le innovazioni tecnologiche e scientifiche stanno trasformando il modo in cui gli operatori sanitari diagnosticano, trattano e gestiscono le condizioni gastrointestinali. In questo contesto, è essenziale per tutti i professionisti comprendere e anticipare l'impatto di queste innovazioni sulla pratica quotidiana.

La miniaturizzazione degli strumenti diagnostici
Con l'avvento della nanotecnologia e dei microdispositivi, gli strumenti diagnostici sono diventati più piccoli e più efficienti. Le telecamere delle pillole, ad esempio, possono ora navigare nell'apparato digerente per fornire immagini dettagliate senza la necessità di un intervento invasivo.
Impatto: meno stress e disagio per i pazienti. Riduzione della necessità di anestesia e di procedure invasive.

Terapia genica e medicina personalizzata
La crescente comprensione del genoma umano e dei marcatori genetici specifici associati ad alcune malattie gastrointestinali significa che ora si possono prevedere trattamenti mirati.
Impatto: trattamenti più efficaci, meno effetti collaterali e una migliore comprensione della progressione della malattia.

Intelligenza artificiale (AI) in gastroenterologia
L'AI, combinata con l'imaging medico, può aiutare a identificare in modo rapido e preciso le anomalie, come i polipi, durante una colonscopia.
Impatto: diagnosi più rapida, meno errori umani e miglioramento della qualità dell'assistenza.

Microbiomi e terapia mirata
La ricerca sul microbioma intestinale ha evidenziato il suo ruolo in molti disturbi gastrointestinali. Attualmente si stanno studiando terapie che utilizzano probiotici o addirittura trapianti di microbiota.
Impatto: approcci terapeutici innovativi che potrebbero rivoluzionare il trattamento di malattie come la sindrome dell'intestino irritabile e la malattia di Crohn.

Formazione virtuale e realtà aumentata

La realtà aumentata e la realtà virtuale potrebbero essere utilizzate per addestrare medici e infermieri a procedure complesse, offrendo un'esperienza di apprendimento coinvolgente.

Impatto: migliore preparazione dei professionisti, riduzione del rischio di errori e miglioramento della sicurezza del paziente.

Grazie a queste innovazioni, la gastroenterologia si trova sulla soglia di una grande trasformazione. Tuttavia, nonostante gli innegabili vantaggi di questi progressi, è essenziale avvicinarsi a queste nuove tecnologie con cautela, assicurando che l'etica medica e la sicurezza del paziente rimangano al centro di qualsiasi adozione. Queste innovazioni, sebbene promettenti, richiederanno anche una formazione continua per garantire la loro integrazione ottimale nella pratica clinica quotidiana.

Capitolo 18

MALATTIE RARE E CASI COMPLESSI IN GASTROENTEROLOGIA

Presentazione
malattie meno comuni.

La gastroenterologia è un campo vasto che comprende un'ampia gamma di malattie, dalle più comuni alle più rare. Mentre condizioni come la malattia da reflusso gastro-esofageo (GERD) e il morbo di Crohn sono relativamente note, ci sono altre condizioni meno comuni che sono altrettanto importanti da capire per gli operatori sanitari e i pazienti.

1. Pseudo-ostruzione intestinale cronica (CIPO)
Questa condizione è caratterizzata da sintomi di ostruzione intestinale senza una causa meccanica evidente. I pazienti spesso avvertono dolore addominale, nausea e distensione, senza che vi sia un'ostruzione reale.
Sintomi principali: dolore addominale, vomito, grave costipazione.
Trattamento: gli approcci terapeutici possono includere farmaci procinetici, una dieta adattata e, in casi estremi, l'intervento chirurgico.

2. Sindrome di Ogilvie
Si tratta di una dilatazione acuta del colon in assenza di ostruzione meccanica. Spesso è associata a interventi chirurgici, infezioni o farmaci.
Sintomi principali: distensione addominale, dolore, costipazione.
Trattamento: il trattamento si basa generalmente sulla correzione della causa sottostante, sull'interruzione dei farmaci responsabili e, in alcuni casi, sulla decompressione del colon.

3. Malattia diverticolare dell'intestino tenue
A differenza della diverticolosi del colon, questa condizione è rara e riguarda piccoli diverticoli che si formano nell'intestino tenue.

Sintomi principali: dolore addominale, diarrea, emorragia.
Gestione: possono essere necessari antibiotici per trattare le infezioni associate, una dieta specifica e, in alcuni casi, un intervento chirurgico.

4. Sindrome di Zollinger-Ellison
Questa rara sindrome è causata da tumori nel pancreas o nel duodeno che secernono troppa gastrina, con conseguente produzione eccessiva di acido gastrico.
Sintomi principali: ulcere gastriche o duodenali, diarrea, reflusso gastro-esofageo.
Gestione: inibitori della pompa protonica per ridurre la secrezione acida e chirurgia per rimuovere i tumori.

5. Colangite sclerosante primaria
Si tratta di una patologia epatica in cui i dotti biliari si infiammano e si cicatrizzano. Spesso è associata alla colite ulcerosa.
Sintomi principali: ittero, prurito, dolore addominale.
Trattamento: farmaci per trattare l'infiammazione, intervento chirurgico per aprire i dotti biliari ostruiti e, nei casi avanzati, trapianto di fegato.

Sebbene siano meno comuni, queste malattie rappresentano una sfida per gli operatori sanitari a causa della loro diagnosi complessa e della gestione multidimensionale. La conoscenza approfondita di queste patologie, unita alla stretta collaborazione tra gastroenterologi, chirurghi, radiologi e altri specialisti, è fondamentale per fornire ai pazienti la migliore assistenza possibile.

Gestione dei casi atipici e diagnosi differenziale.

Nella pratica della gastroenterologia, come in altri campi medici, non è raro incontrare casi atipici. Queste situazioni possono mettere in discussione la diagnosi iniziale, richiedendo un approccio metodico per stabilire una diagnosi accurata ed efficace. La diagnosi differenziale svolge un ruolo cruciale in questo caso, consentendo ai medici di distinguere tra diverse condizioni che presentano sintomi simili.

1. Importanza della diagnosi differenziale
La diagnosi differenziale è una pietra miliare della medicina clinica. Si tratta di un elenco di possibili condizioni che il medico stabilisce sulla base dei sintomi e dei segni clinici del paziente. In gastroenterologia, i sintomi sono spesso aspecifici, rendendo difficile la diagnosi iniziale. Il dolore addominale, ad esempio, può avere decine di possibili cause.

2. Affrontare i sintomi comuni ma fuorvianti
   * **Dolore addominale**: le cause possono includere ulcere, calcoli biliari, appendicite, diverticolite e molte altre. La localizzazione, la natura e i sintomi associati possono aiutare a restringere l'elenco delle diagnosi differenziali.
   * **Diarrea**: è infettiva, infiammatoria, funzionale come la sindrome dell'intestino irritabile (IBS), o forse dovuta a malassorbimento come la celiachia?
   * **Disfagia (difficoltà di deglutizione)** : Si tratta di un problema meccanico, come un tumore o una stenosi, o è dovuto a un disturbo motorio, come l'acalasia?

3. Uso di strumenti diagnostici
Una volta che il medico ha stabilito un elenco di possibili diagnosi, si possono utilizzare vari strumenti diagnostici,

come endoscopia, ecografie, esami del sangue e biopsie, per confermare o escludere condizioni specifiche.

4. Le sfide poste dalle presentazioni atipiche
I casi atipici non seguono il manuale. Un paziente può presentare sintomi che sembrano contraddittori o discreti. In queste situazioni, sono essenziali l'ascolto attento del paziente, una storia clinica dettagliata e un attento monitoraggio.

5. Importanza della consultazione e della collaborazione
Nei casi complessi o atipici, la collaborazione con i colleghi e persino la consultazione con specialisti di altre discipline può essere preziosa. Inoltre, una revisione dell'anamnesi del paziente, dei farmaci e dei viaggi recenti può spesso fornire indizi cruciali.

La gestione dei casi atipici in gastroenterologia richiede una combinazione di competenze cliniche acute, una conoscenza approfondita della patologia e un approccio olistico al paziente. Pur riconoscendo i limiti della propria esperienza, i gastroenterologi devono essere pronti a chiedere consiglio ai colleghi e a rivedere le loro ipotesi iniziali per garantire la migliore gestione possibile del paziente.

Collaborazione con altre specialità per i casi complessi.

La gastroenterologia, sebbene specializzata, non opera in un silos. È strettamente interconnessa con altre discipline mediche, soprattutto perché il sistema gastrointestinale interagisce con quasi tutti gli altri sistemi del corpo. Nei casi complessi in cui i sintomi vanno oltre il tipico disturbo gastrointestinale, la collaborazione con altri specialisti non è solo vantaggiosa, ma spesso essenziale per garantire una gestione olistica del paziente.

1. Collegamenti comuni in gastroenterologia
- **Chirurghi generali**: per interventi come resezioni intestinali, rimozione della cistifellea o operazioni su fegato e pancreas.
- **Radiologi**: per la diagnostica per immagini approfondita, come la risonanza magnetica, la TAC o l'ecografia endoscopica.
- **Reumatologi**: molte malattie infiammatorie intestinali, come la malattia di Crohn, possono avere manifestazioni extra-intestinali, comprese le articolazioni.
- **Dermatologi**: alcune condizioni gastrointestinali, come la celiachia, possono manifestarsi attraverso sintomi cutanei.
- **Endocrinologi**: il fegato svolge un ruolo essenziale nella regolazione del metabolismo e disturbi come la steatosi epatica sono spesso collegati a disturbi endocrini, in particolare al diabete.

2. Comunicazione e coordinamento
I team medici devono lavorare a stretto contatto, condividendo le loro conoscenze e competenze per stabilire una diagnosi accurata e un piano di trattamento per il paziente. Ciò è facilitato da riunioni multidisciplinari in cui si discutono i casi, si rivedono le immagini mediche e si prendono decisioni di trattamento congiuntamente.

3. Navigare nelle intersezioni
La malattia gastrointestinale può spesso essere un sintomo o un fattore aggravante di un'altra condizione di base. Per esempio, l'insufficienza cardiaca può causare una congestione epatica. In questi casi, la capacità di lavorare in tandem con altri specialisti, come i cardiologi, è fondamentale.

4. Istruzione e formazione

La formazione continua e lo scambio di informazioni tra le specialità sono essenziali. Workshop, conferenze e incontri congiunti consentono ai gastroenterologi e ai loro colleghi di altre discipline di tenersi aggiornati sugli ultimi progressi in ogni campo.

La medicina è un campo interconnesso. Riconoscendo il valore della collaborazione multidisciplinare, gli operatori sanitari possono garantire un approccio più completo all'assistenza, rispondendo alle esigenze varie e complesse dei loro pazienti. Nel mondo della gastroenterologia, questa collaborazione è particolarmente rilevante, poiché il sistema gastrointestinale è al centro di molte interazioni sistemiche.

Capitolo 19

TRANSIZIONE DEL PAZIENTE : REPARTO OSPEDALIERO A CASA

Pianificazione della dimissione e coordinamento dell'assistenza.

La pianificazione della dimissione è una fase cruciale dell'assistenza al paziente. Assicura che i pazienti ricevano l'assistenza e il supporto necessari per gestire la malattia o la convalescenza in modo sicuro a casa o in un altro ambiente di cura. In gastroenterologia, dove le condizioni possono variare da una semplice indigestione a una malattia grave che richiede un intervento chirurgico, la pianificazione della dimissione è multidimensionale e deve essere attentamente coordinata.

1. Valutazione del paziente
Prima di pianificare la dimissione, è necessaria una valutazione approfondita del paziente. Questa valutazione comprende:
- **Condizione medica attuale**: è stabile? Quali sono i rischi potenziali?
- **Requisiti per i farmaci**: Quali farmaci deve assumere il paziente? Con quale frequenza?
- **Capacità di autogestione**: il paziente è in grado di badare a se stesso a casa? Ha bisogno di assistenza?
- **Ambiente domestico**: la casa del paziente è adatta alle sue attuali esigenze mediche? Ci sono potenziali ostacoli o pericoli?

2. Pianificazione e coordinamento
- **Istruzioni chiare**: i pazienti devono comprendere la loro condizione, i farmaci che devono assumere, i segni e i sintomi a cui prestare attenzione e quando rivolgersi al medico.
- **Appuntamenti di follow-up**: programmare consultazioni post-ospedaliere con il gastroenterologo ed eventualmente con altri specialisti.

- **Assistenza domiciliare**: se necessario, organizzare l'assistenza infermieristica domiciliare, la fisioterapia o altri servizi sanitari.
- **Integrazione con l'assistenza primaria**: informare il medico di famiglia del paziente sulla sua dimissione, sulle sue condizioni mediche attuali e su eventuali modifiche dei farmaci.

3. Educazione del paziente e risorse
Fornire ai pazienti risorse educative sulla loro malattia, sui trattamenti, sulle diete da seguire, ecc. L'educazione è essenziale per l'autogestione della malattia.

4. Supporto emotivo
Riconoscere che la dimissione dall'ospedale può essere un momento stressante per i pazienti. Offrire risorse per il supporto emotivo, come gruppi di sostegno o terapie.

5. Comunicazione
Assicurare una linea di comunicazione aperta tra il paziente e l'équipe medica. Questo può includere i numeri di emergenza in caso di complicazioni o preoccupazioni.

La pianificazione delle dimissioni in gastroenterologia comporta molto di più della semplice consegna di una prescrizione medica. Richiede un'attenta coordinazione, una comunicazione aperta e un supporto continuo per garantire la sicurezza e il benessere del paziente. Investendo tempo e risorse in questo processo, gli operatori sanitari possono garantire che i loro pazienti siano ben preparati per la fase successiva della loro cura.

Educazione del paziente per un'autogestione efficace.

L'educazione del paziente gioca un ruolo chiave nella gastroenterologia. Le condizioni gastrointestinali, che si tratti di disturbi comuni o di malattie croniche, possono trarre grandi benefici da un'efficace autogestione. Tuttavia, se i pazienti vogliono svolgere un ruolo attivo nella propria salute, devono innanzitutto avere le conoscenze e le competenze necessarie.

1. Comprendere la malattia
   - **Informazioni sulla malattia**: spiegare al paziente la malattia in dettaglio, comprese le cause, i sintomi e il probabile decorso.
   - **Immagini e diagrammi**: utilizzare immagini o animazioni per aiutare a illustrare e comprendere gli aspetti complessi della malattia.

2. Gestione dei farmaci
   - **Istruzioni precise**: si assicuri che il paziente comprenda appieno il metodo di somministrazione, il dosaggio e la durata del trattamento.
   - **Effetti collaterali**: informazioni sui potenziali effetti collaterali e su cosa fare se si verificano.
   - **Conservazione dei farmaci**: Fornisca istruzioni su come conservare i farmaci, in particolare se richiedono condizioni particolari.

3. Consigli nutrizionali
   - **Diete specifiche**: alcuni disturbi gastrointestinali possono richiedere diete specifiche. Fornisca linee guida chiare, esempi di pasti e, se possibile, ricette.
   - **Alimenti da evitare**: identificare gli alimenti che possono esacerbare i sintomi o interferire con i farmaci.

4. Riconoscere i sintomi
- **Diario dei sintomi**: incoraggiare i pazienti a tenere un diario dei loro sintomi. Questo può aiutare a identificare i potenziali fattori scatenanti e ad adeguare il trattamento.
- **Segnali di allarme**: informare il paziente dei sintomi che richiedono un'attenzione medica immediata.

5. Tecniche di autocura
- **Rilassamento e gestione dello stress**: lo stress può aggravare molti disturbi gastrointestinali. Suggerisca tecniche di rilassamento come la meditazione o la respirazione profonda.
- **Esercizio fisico adattato**: suggerire attività fisiche adattate che possono aiutare a gestire i sintomi, tenendo conto delle limitazioni del paziente.

6. Supporto psicologico
Alcune condizioni gastrointestinali, in particolare le malattie infiammatorie croniche, possono avere un impatto psicologico. Indirizzare il paziente verso risorse adeguate, come gruppi di sostegno o terapie.

7. Piano d'azione personalizzato
Ogni paziente è unico. Lavorate con loro per sviluppare un piano d'azione personalizzato in base alle loro esigenze, ai sintomi e allo stile di vita.

L'educazione del paziente è la pietra miliare dell'autogestione in gastroenterologia. Non solo migliora la compliance del paziente e la sua qualità di vita, ma riduce anche le complicanze e le ospedalizzazioni. Gli infermieri svolgono un ruolo fondamentale in questo processo, in quanto sono spesso il collegamento più stretto tra medico e paziente. Investendo nella formazione, diamo ai pazienti gli strumenti per diventare protagonisti informati della loro salute.

Monitoraggio a lungo termine e l'importanza della continuità delle cure.

La gestione dei disturbi gastrointestinali non si ferma quando un paziente viene dimesso dall'ospedale o al termine di un ciclo di trattamento specifico. Per molti pazienti, la gastroenterologia richiede un follow-up a lungo termine per garantire la migliore qualità di vita possibile e prevenire o ridurre al minimo le complicazioni. La continuità delle cure, che assicura una gestione uniforme e coerente, è al centro di questo processo.

1. La necessità di un monitoraggio a lungo termine
   - **Monitoraggio delle condizioni croniche**: condizioni come la malattia di Crohn, la colite ulcerosa o la cirrosi epatica richiedono un monitoraggio regolare per individuare eventuali complicazioni o ricadute.
   - **Adattare i trattamenti**: Le esigenze dei pazienti possono cambiare. Il monitoraggio regolare ci permette di adattare i farmaci o i dosaggi in base ai sintomi o alla progressione della malattia.
   - **Prevenire le complicazioni**: alcune condizioni gastrointestinali possono portare a gravi complicazioni se non vengono curate. Un monitoraggio regolare consente un intervento precoce.

2. Continuità delle cure: un legame essenziale
   - **Trasmissione di informazioni**: Assicurare una comunicazione fluida tra i vari operatori sanitari (medici, infermieri, specialisti), in modo che tutti i soggetti coinvolti abbiano le informazioni più aggiornate sul paziente.
   - **Rapporto paziente-caregiver**: Una relazione continua con il paziente favorisce la fiducia, che può migliorare l'aderenza al trattamento e la condivisione delle informazioni.

- **Coordinamento delle cure**: garantire che le raccomandazioni dei diversi specialisti siano compatibili e coordinate.

3. L'importanza della formazione continua
   - **Conoscenze in evoluzione**: i pazienti devono essere informati sui nuovi progressi nel trattamento e nella gestione della malattia.
   - **Autogestione**: fornire ai pazienti gli strumenti necessari per monitorare i loro sintomi e sapere quando cercare aiuto.

4. Aspetti logistici
   - **Programmazione delle visite**: Organizzare appuntamenti regolari, adeguati alla patologia e alle esigenze del paziente.
   - **Gestione delle cartelle cliniche**: garantire che le cartelle cliniche siano aggiornate per facilitare la continuità delle cure, soprattutto se il paziente deve rivolgersi a diversi specialisti.

5. Il ruolo centrale dell'infermiere
L'infermiere spesso svolge il ruolo di coordinatore nel follow-up a lungo termine, essendo la prima persona che i pazienti contattano in caso di problemi. Il suo ruolo è essenziale per :
   - Valutare regolarmente la situazione del paziente.
   - Collegamento tra il paziente e il medico o altri specialisti.
   - Fornire una formazione continua e rispondere alle domande dei pazienti.

Il follow-up a lungo termine e la continuità delle cure sono fondamentali per garantire un'assistenza ottimale ai pazienti gastroenterologici. Assicurando un follow-up regolare, appropriato e coordinato, è possibile migliorare significativamente la qualità di vita dei pazienti e prevenire molte complicazioni. L'infermiere, al centro di questo approccio, è un pilastro essenziale per garantire la continuità e la qualità dell'assistenza.

Capitolo 20

CONCLUSIONE: IL FUTURO DELL'ASSISTENZA INFERMIERISTICA IN GASTROENTEROLOGIA

Innovazioni tecnologiche e il loro impatto sull'azienda.

Nel corso degli anni, la medicina ha visto innumerevoli progressi tecnologici, ognuno dei quali ha avuto un impatto significativo sul modo in cui vengono fornite le cure. La gastroenterologia, come specialità medica, non fa eccezione. Per gli infermieri di questo settore, queste innovazioni stanno cambiando non solo il modo in cui forniscono l'assistenza, ma anche il modo in cui interagiscono con i pazienti, l'équipe medica e la tecnologia stessa.

1. L'avvento dell'endoscopia a capsula
   - **Descrizione: si tratta di una** piccola capsula dotata di una telecamera che, una volta ingerita, attraversa l'apparato digerente e trasmette immagini in tempo reale.
   - Impatto sull'attività:
     - **Meno invasivo**: riduce la necessità di endoscopie più invasive.
     - **Formazione**: gli infermieri devono capire come funziona ed essere in grado di istruire i pazienti sul suo utilizzo.

2. Robotica e assistenza chirurgica
   - **Descrizione: I** robot chirurgici, come da Vinci, consentono interventi più precisi e meno invasivi.
   - Impatto sull'attività:
     - **Assistenza tecnica**: gli infermieri possono essere formati per assistere le procedure robotiche.
     - **Recupero accelerato**: l'assistenza post-operatoria può essere modificata perché le procedure sono spesso meno traumatiche per l'organismo.

3. Telemedicina
- **Descrizione**: Consulenze a distanza tramite piattaforme video.
- Impatto sull'attività:
  - **Accesso esteso**: consente agli infermieri di raggiungere i pazienti in aree remote o difficili da raggiungere.
  - **Formazione continua**: gli infermieri devono essere formati sugli strumenti e sui software, oltre che sulla comunicazione virtuale efficace.

4. Intelligenza artificiale e analisi dei dati
- **Descrizione**: Utilizzo dell'intelligenza artificiale per analizzare i dati, prevedere le malattie e personalizzare i trattamenti.
- Impatto sull'attività:
  - **Processo decisionale informato**: gli infermieri possono utilizzare gli algoritmi per identificare rapidamente i problemi.
  - **Etica**: questioni relative alla riservatezza dei dati e all'interpretazione dei risultati dell'IA.

5. Applicazioni e dispositivi portatili
- **Descrizione**: Dispositivi che monitorano i sintomi e le abitudini alimentari e applicazioni di monitoraggio per i pazienti.
- Impatto sull'attività:
  - **Monitoraggio in tempo reale**: consente agli infermieri di monitorare i progressi e i sintomi dei pazienti in tempo reale.
  - **Educazione**: gli infermieri devono guidare i pazienti nell'uso corretto di queste tecnologie.

Poiché la tecnologia continua a progredire a un ritmo senza precedenti, il ruolo dell'infermiere di gastroenterologia si sta evolvendo di conseguenza. Questi professionisti devono non solo essere aggiornati sulle ultime innovazioni, ma anche essere pronti ad adattarsi ed evolversi con esse. Anche se può sembrare scoraggiante, questi progressi tecnologici promettono di migliorare l'assistenza ai pazienti, rendendo la professione ancora più gratificante.

Sfide future e la necessità di una formazione continua.

Con il progredire della medicina, aumentano anche le sfide per gli operatori sanitari. In gastroenterologia, gli infermieri si trovano al crocevia tra i rapidi cambiamenti tecnologici, i nuovi trattamenti farmacologici e l'invecchiamento della popolazione globale con esigenze sanitarie sempre più complesse. In questo contesto, la necessità di una formazione continua diventa ancora più cruciale.

Una delle realtà sorprendenti della medicina moderna è la velocità con cui si evolvono le informazioni e le tecniche. Le malattie gastrointestinali, ad esempio, sono meglio comprese oggi rispetto a dieci anni fa, grazie ai progressi della genomica e della biologia molecolare. Ciò significa che i trattamenti di ieri potrebbero non essere più efficaci o appropriati oggi.

Gli infermieri devono anche adattarsi al crescente uso della tecnologia in gastroenterologia. Dalla telemedicina all'endoscopia assistita da robot, questi strumenti possono migliorare la precisione e l'efficienza, ma richiedono anche una nuova serie di competenze. Senza una formazione continua, c'è il rischio che gli infermieri si trovino sopraffatti dagli strumenti che devono padroneggiare.

Anche il panorama etico e normativo dell'assistenza sanitaria è in evoluzione. Le domande sulla riservatezza dei dati, il consenso informato in un mondo digitale o i dilemmi etici posti da nuovi trattamenti o tecnologie, significano che gli infermieri devono essere costantemente aggiornati per offrire un'assistenza rispettosa e conforme alle normative.

La formazione continua consente inoltre agli infermieri di mantenere la loro certificazione e l'appartenenza agli organismi professionali, assicurando che soddisfino gli standard più elevati della professione.

Tuttavia, al di là della semplice necessità di aggiornarsi, c'è un imperativo più profondo alla formazione continua: la dedizione all'eccellenza delle cure. I pazienti si aspettano di essere assistiti da professionisti competenti e preparati. Impegnandosi nella formazione continua, gli infermieri dimostrano non solo il loro impegno verso la propria professionalità, ma anche verso la salute e il benessere dei loro pazienti.

In definitiva, le sfide future della gastroenterologia, siano esse tecnologiche, etiche o mediche, sottolineano l'importanza della formazione continua. Per gli infermieri, questo assicura che rimangano all'avanguardia nel loro campo, offrendo la migliore assistenza possibile a coloro che ne hanno più bisogno.

Motivazione e incoraggiamento per aspiranti a questa entusiasmante professione.

Quando si prende in considerazione una carriera nel mondo medico, può essere facile essere sopraffatti dalla moltitudine di specialità e ruoli disponibili. Tuttavia, per coloro che sono affascinati dalla complessità e dall'importanza dell'apparato digerente e desiderano fare una differenza tangibile nella vita dei pazienti, la carriera di infermiere di gastroenterologia è un percorso eccezionalmente gratificante.

Il ruolo dell'infermiere di gastroenterologia è vario e specializzato. Avrà l'opportunità di essere coinvolto nella diagnosi, negli interventi terapeutici, nella gestione dei trattamenti e nell'educazione dei pazienti. Ciò le consentirà di acquisire competenze versatili e di specializzarsi in una disciplina in costante evoluzione grazie ai progressi della medicina.

È un campo in cui la tecnologia incontra l'umanità. Se è appassionato degli ultimi progressi tecnologici, dovrebbe sapere che la gastroenterologia è all'avanguardia in molte innovazioni mediche. Ma a parte la tecnologia, il contatto umano rimane essenziale. Come infermiera, lei sarà spesso il primo punto di contatto con i pazienti, guidandoli nel loro percorso medico, rassicurandoli nei momenti di ansia e festeggiando con loro le loro vittorie, grandi o piccole che siano.

La complessità delle malattie gastrointestinali significa anche che ogni giorno è diverso. Ogni paziente porta con sé una nuova sfida, un nuovo puzzle da risolvere. Questo dinamismo quotidiano è stimolante e offre una soddisfazione professionale senza pari, perché si sa che ogni azione intrapresa contribuisce a migliorare la qualità di vita di una persona.

Inoltre, questa specialità le offre l'opportunità di lavorare a stretto contatto con un team multidisciplinare di professionisti della salute. L'apprendimento è continuo, sia grazie alla formazione formale che agli scambi con i colleghi.

E, siamo onesti, nonostante la sua importanza, la gastroenterologia è spesso un'area poco compresa o trascurata dal pubblico in generale. Scegliendo questo percorso, si mette in prima linea per sensibilizzare, educare e, soprattutto, portare cure di qualità a chi ne ha bisogno.

Infine, ricordi questo: ogni volta che aiuta un paziente a destreggiarsi tra le complessità del suo apparato digerente, ogni volta che porta conforto, ogni volta che applica le sue conoscenze per risolvere un problema, sta facendo la differenza. Questa capacità di influenzare positivamente la vita degli altri è un privilegio, una responsabilità e, senza dubbio, una fonte di immensa soddisfazione.

Quindi, a coloro che aspirano a entrare in questa specialità, sappia che l'avventura che l'attende è ricca, gratificante e profondamente umana. Abbracci questa carriera con passione e dedizione, e scoprirà senza dubbio uno dei percorsi più gratificanti del mondo medico.

www.ingramcontent.com/pod-product-compliance
Lightning Source LLC
Chambersburg PA
CBHW071203290526

45796CB00008B/128